购买时间： 购买地点：

宝宝想对你说：

_____

_____

赠书人签名：

受赠人签名：

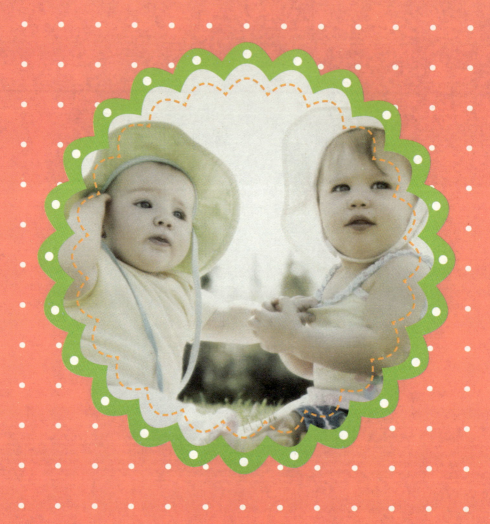

人体原来超有趣

杨雪 编著

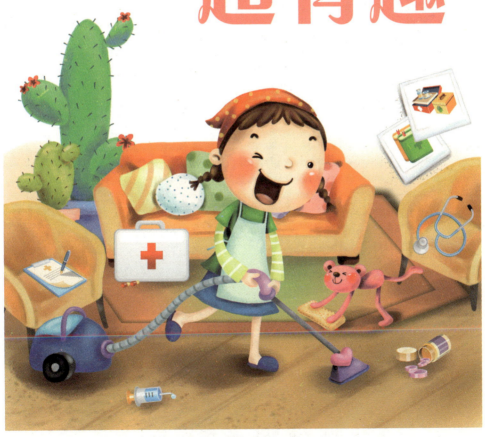

北方联合出版传媒（集团）股份有限公司

万卷出版公司

2015年·沈阳

© 杨雪 2015

图书在版编目（CIP）数据

人体原来超有趣 / 杨雪编著． —沈阳：万卷出
版公司，2015.1
（经典童书馆）
ISBN 978-7-5470-3371-5

Ⅰ.①人… Ⅱ.①杨… Ⅲ.①人体—少儿读物 Ⅳ.
①R32-49

中国版本图书馆CIP数据核字(2014)第233645号

人体原来超有趣

RENTI YUANLAI CHAO YOUQU

出版发行：北方联合出版传媒（集团）股份有限公司
　　　　　万卷出版公司
　　　　　（地址：沈阳市和平区十一纬路 29 号　邮编：110003）
印 刷 者：北京盛源印刷有限公司
经 销 者：全国新华书店
幅面尺寸：170mm×232mm
字　　数：190 千字
印　　张：12
出版时间：2015 年 1 月第 1 版
印刷时间：2015 年 1 月第 1 次印刷
策　　划：王会鹏　韩师征
责任编辑：高　爽
封面设计：马婧莎
版式设计：马婧莎
责任校对：范　周
ISBN 978-7-5470-3371-5
定　　价：19.80 元

联系电话：024-23284090
邮购热线：024-23284050
传　　真：024-23284521
E-mail：vpc_tougao@163.com
腾讯微博：http://t.qq.com/wjcbgs
网　　址：http://www.chinavpc.com

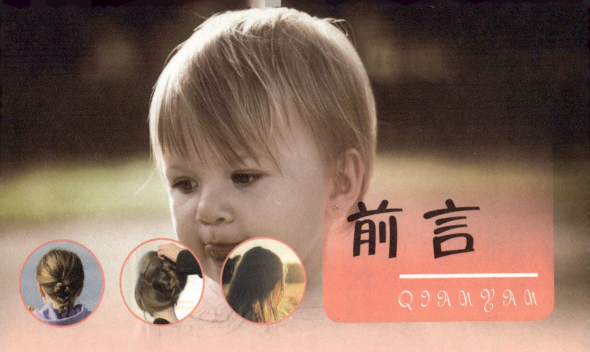

　　童年是什么？是树上的蝉，是水中的蛙，是牧笛的短歌，是伙伴的迷藏……总之，童年是无忧无虑的，是幸福美好的。

　　想着年少时如诗的岁月、梦幻的季节……曾经留下的一段段珍贵记忆，陪伴我们走过了五光十色的童年幸福时光。每个记忆里都有一个有趣的故事、一个美丽的梦想，还有一套陪伴我们成长的图书——"经典童书馆"。

　　在中国古典文学著作的熏陶下，我们领略了古典文化的博大精深及其独特魅力，培养了才情与智慧；在经典古诗文的陶冶下，我们学会了为人处世的道理，拓宽了视野、增长了见识；在美丽的童

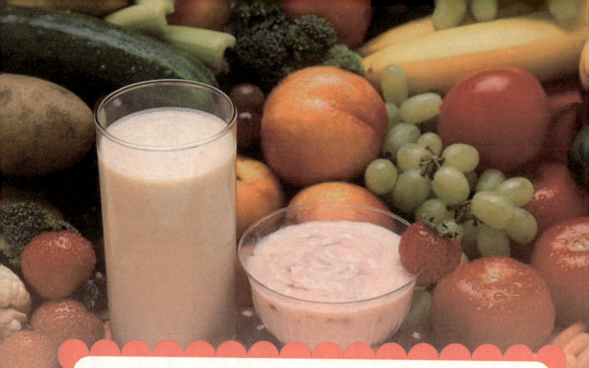

话故事中，我们学会了纯真与善良、勇敢与坚强；在浩瀚的知识王国中，我们学会了用善于洞察的眼睛观察世界、体味生活……总而言之，这套图书满足了我们对知识的渴望和对成长的期盼，驱赶了我们对未知世界的迷茫与恐惧，从而使我们快乐、健康地成长。

在"经典童书馆"的陪伴下，我们插上想象的翅膀，带着新奇的目光，在知识的海洋中尽情地遨游。我们在充实地成长，我们拥有一个幸福的童年。随着时间的流逝、阅历的增长，我们可以自豪地说，有一种快乐叫童年，有一种幸福叫回忆……

编　者

2015 年 1 月

目录

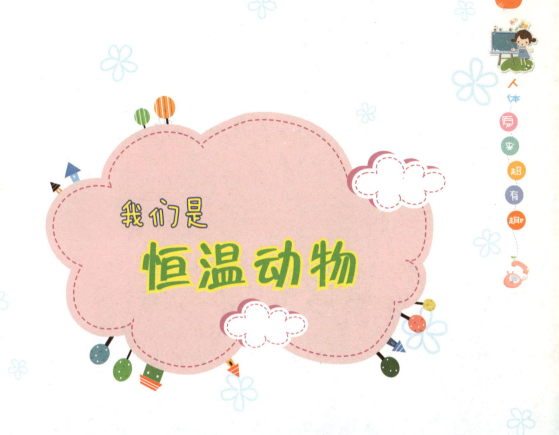

我们是 恒温动物

héng wēn dòng wù　yě chēng wēn xuè dòng wù　zài dòng wù xué zhōng zhǐ de
恒温动物也称温血动物，在动物学中指的

shì niǎo lèi hé bǔ rǔ lèi dòng wù　yīn wèi tǐ wēn tiáo jié jī zhì bǐ jiào
是鸟类和哺乳类动物，因为体温调节机制比较

wán shàn　néng zài huán jìng wēn dù biàn huà de qíng kuàng xià bǎo chí tǐ wēn de
完善，能在环境温度变化的情况下保持体温的

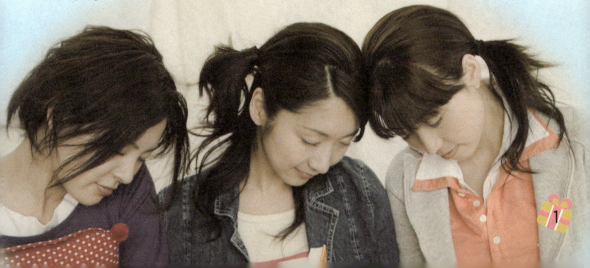

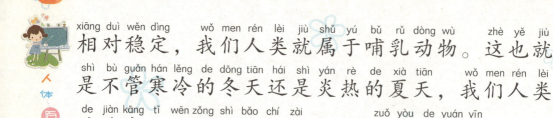

xiāng duì wěn dìng wǒ men rén lèi jiù shǔ yú bǔ rǔ dòng wù zhè yě jiù

相对稳定，我们人类就属于哺乳动物。这也就

shì bù guǎn hán lěng de dōng tiān hái shì yán rè de xià tiān wǒ men rén lèi

是不管寒冷的冬天还是炎热的夏天，我们人类

de jiàn kāng tǐ wēn zǒng shì bǎo chí zài zuǒ yòu de yuán yīn

的健康体温总是保持在 37 ℃左右的原因。

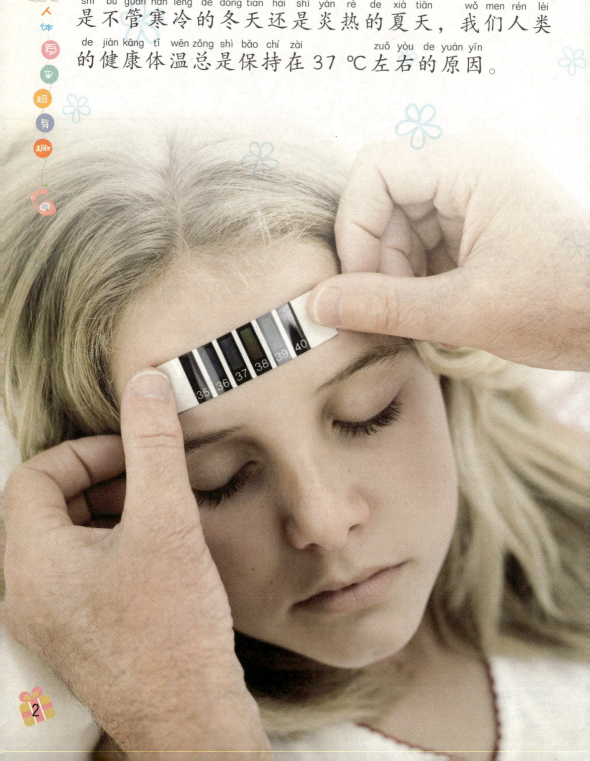

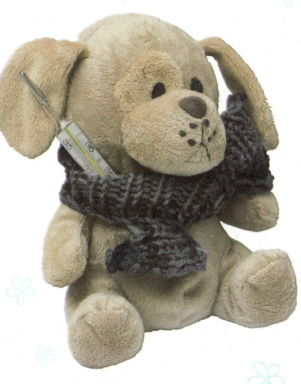

rén lèi tǐ wēn tiáo jié
人类体温调节
de fāng shì yǒu liǎng zhǒng yì
的方式有两种：一
zhǒng shì xíng wéi xìng tiáo jié tǐ
种是行为性调节体
wēn rú zài hán lěng de tiān
温，如在寒冷的天
qì zhōng yùn dòng qǔ nuǎn yì
气中运动取暖；一
zhǒng shì zì zhǔ xìng tǐ wēn tiáo
种是自主性体温调
jié zài wǒ men de dà nǎo
节。在我们的大脑
zhōng yǒu yí gè tǐ wēn tiáo jié
中有一个体温调节
zhōng shū tā kòng zhì zhe rén
中枢，它控制着人

tǐ chǎn shēng rè liàng hé sàn fā rè liàng
体产生热量和散发热量；
dāng wài jiè wēn dù guò dī shí
当外界温度过低时，

pí fū xuè guǎn jiù huì jǐn zhāng
皮肤血管就会紧张
shōu suō jiǎn shǎo rè
收缩，减少热
liàng de sàn shī
量的散失，
jiā kuài xīn chén
加快新陈
dài xiè fēn jiě
代谢，分解
gèng duō de táng lái
更多的糖来
zēng jiā rè liàng dāng huán
增加热量；当环

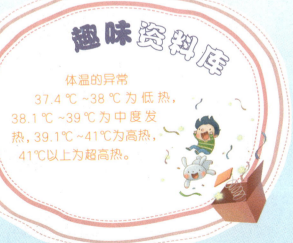

趣味资料库

体温的异常
37.4℃~38℃为低热，
38.1℃~39℃为中度发
热，39.1℃~41℃为高热，
41℃以上为超高热。

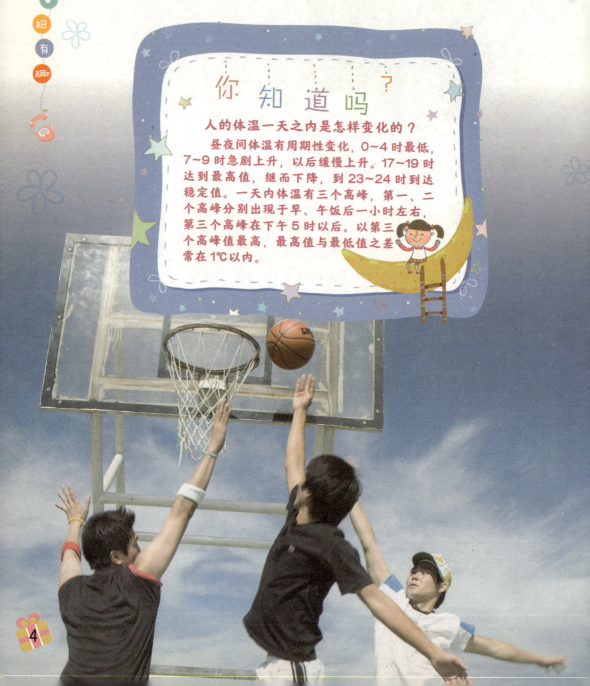

jìng wēn dù shēng gāo shí　　tǐ wēn tiáo jié zhōng shū fā chū mìng lìng　　xuè yè
境温度升高时，体温调节中枢发出命令，血液

xún huán jiā kuài　　dà liàng de hàn yè fēn mì chū lái　　hàn yè zhēng fā
循环加快，大量的汗液分泌出来，汗液蒸发，

shǐ tǐ biǎo wēn dù jiàng dī
使体表温度降低。

你知道吗？

人的体温一天之内是怎样变化的？

昼夜间体温有周期性变化，0～4时最低，7～9时急剧上升，以后缓慢上升。17～19时达到最高值，继而下降，到23～24时到达稳定值。一天内体温有三个高峰，第一、二个高峰分别出现于早、午饭后一小时左右，第三个高峰在下午5时以后。以第三个高峰值最高，最高值与最低值之差常在1℃以内。

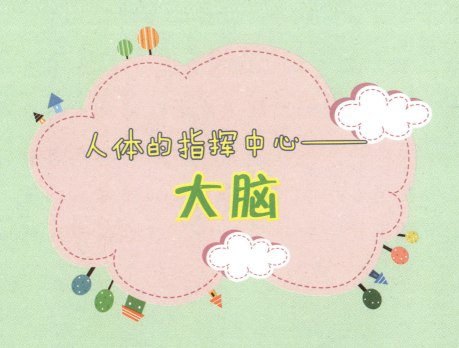

人体的指挥中心——
大脑

rén lèi de měi gè zǔ chéng qì guān dōu fù zá ér jīng mì tā
人类的每个组成器官都复杂而精密，它

men gōng zuò de shí fēn xié tiáo hé xié yǒu tiáo bù wěn zhè
们工作得十分协调、和谐，有条不紊，这

shì yīn wèi tā men dōu shòu zhe shén jīng xì tǒng sī lìng bù
是因为它们都受着神经系统"司令部"——

nǎo de tǒng yī zhǐ huī dà nǎo wèi yú nǎo de zuì shàng duān
"脑"的统一指挥。大脑位于脑的最上端，

xíng zhuàng yǒu diǎn xiàng hé tao rén tǐ jī hěn dà zhàn jù le nǎo
形状有点像核桃仁。体积很大，占据了脑

de dà bù fen tōng cháng fēn wéi zuǒ yòu liǎng bù fen měi yí bù fen
的大部分，通常分为左右两部分，每一部分

dōu chēng wéi dà nǎo bàn qiú měi yí dà nǎo bàn qiú biǎo miàn dà nǎo
都称为大脑半球。每一大脑半球表面（大脑

皮质）又分额叶、顶叶、枕叶和颞叶。如：
额叶后部为运动区，顶叶前部为躯体感觉区
（分触、压、冷、热等感觉），颞叶上部
为听觉区。每一大脑半球管理身体的对侧部
分，即左侧大脑半球管理身体的右侧部分，
右侧大脑半球管理左侧身体的运动和感觉。
有人得了"半身不遂"病，若右侧身体瘫痪

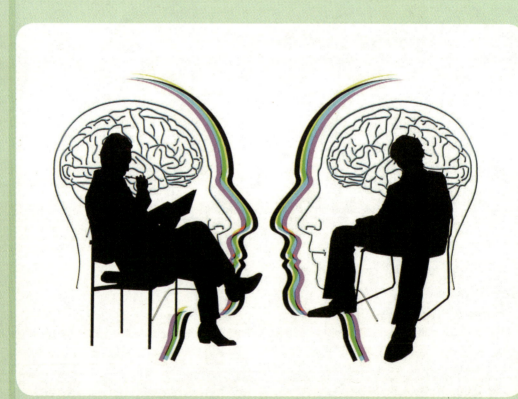

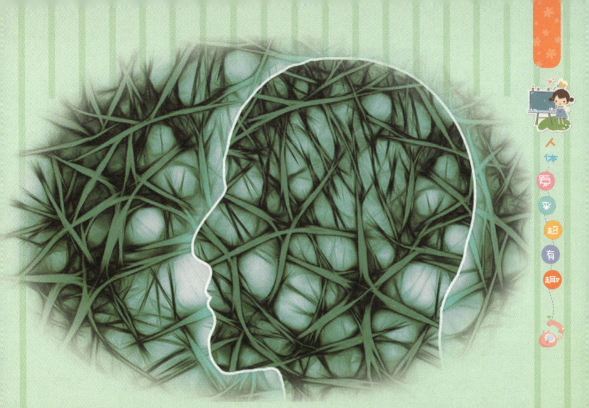

则是左侧大脑半球神经通道受到损伤；若左侧身体瘫痪，则是右侧大脑半球通道发生了障碍。

大脑由许多许多的神经细胞组成，人每天听到或看到的

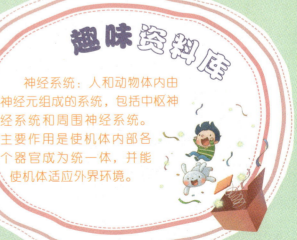

趣味资料库

神经系统：人和动物体内由神经元组成的系统，包括中枢神经系统和周围神经系统。主要作用是使机体内部各个器官成为统一体，并能使机体适应外界环境。

shì qíng huì biàn chéng yì zhǒng xìn hào　　duì dà nǎo de shén jīng xì bāo
事情会变成一种信号，对大脑的神经细胞
chǎn shēng cì jī　zài dà nǎo zhōng liú xià yìn xiàng　　cì jī yù qiáng
产生刺激，在大脑中留下印象。刺激愈强
liè　dà nǎo huì liú xià de yìn xiàng jiù yù shēn kè　　dà nǎo jiù shì
烈，大脑会留下的印象就愈深刻，大脑就是
zhè yàng bǎ shì qíng jì zhù de
这样把事情记住的。

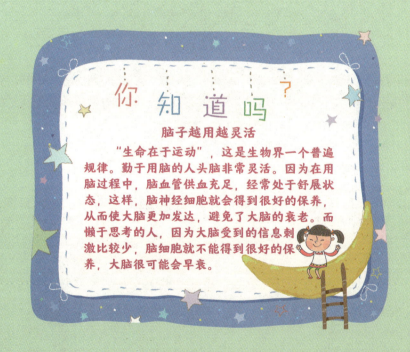

你知道吗？

脑子越用越灵活

"生命在于运动"，这是生物界一个普遍规律。勤于用脑的人头脑非常灵活。因为在用脑过程中，脑血管供血充足，经常处于舒展状态，这样，脑神经细胞就会得到很好的保养，从而使大脑更加发达，避免了大脑的衰老。而懒于思考的人，因为大脑受到的信息刺激比较少，脑细胞就不能得到很好的保养，大脑很可能会早衰。

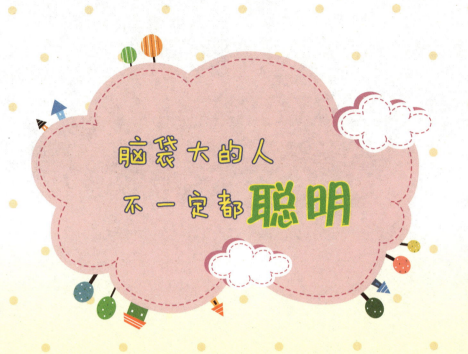

脑袋大的人
不一定都**聪明**

wǒ men zài shēng huó zhōng cháng cháng huì tīng dào zhè yàng de shuō fǎ
我们在生活中常常会听到这样的说法，

nǎo zi yuè dà yuè cōng míng kē xué jiā rèn wéi zhè zhǒng shuō fǎ bìng
"脑子越大越聪明"。科学家认为这种说法并

bù kē xué
不科学。

zài rén lèi de jìn huà guò chéng zhōng dà xīng xing nǎo zhòng bù zú
在人类的进化过程中，大猩猩脑重不足

kè nán fāng gǔ yuán nǎo zhòng kè běi jīng yuán rén nǎo zhòng
500克，南方古猿脑重700克，北京猿人脑重

kè xiàn dài nán rén de nǎo zhòng píng jūn kè nǚ rén
1075克。现代男人的脑重平均1325克，女人

dà nǎo zhòng kè zhè shuō míng gāo dù de zhì huì tóng fā dá
大脑重1144克。这说明，高度的智慧同发达

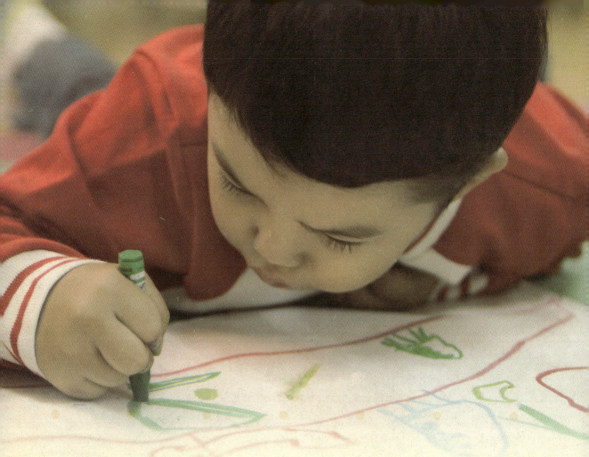

de nǎo shì fēn bù kāi de
的脑是分不开的。

dàn shì nǎo liàng de dà xiǎo bìng bù néng wán quán dài biǎo zhì lì
但是，脑量的大小并不能完全代表智力，
chú le liàng yǐ wài hái yǒu yí gè zhì de wèn tí rú jīng hé
除了"量"以外，还有一个质的问题。如鲸和
dà xiàng de nǎo liàng dōu bǐ rén dà tā men suī rán yě hěn cōng míng
大象的脑量都比人大，它们虽然也很"聪明"，
dàn shì zhè shì yǔ qí tā dòng wù xiāng bǐ yǔ rén lèi zé wú fǎ xiāng
但是这是与其他动物相比，与人类则无法相
bǐ tóng lǐ tǎng ruò gēn jù nán rén nǎo liàng dà yú nǚ rén ér rèn
比。同理，倘若根据男人脑量大于女人，而认
wéi nán rén bǐ nǚ rén cōng míng yě shì bù tuǒ de
为男人比女人聪明，也是不妥的。

jué dìng yí gè rén de zhì lì yīn sù chú le xiān tiān yí chuán sù
决定一个人的智力因素，除了先天遗传素

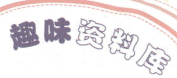
趣味资料库

据解剖学家研究结果，伟大的科学家爱因斯坦的脑量只有 1230 克，但他大脑里的神经胶质细胞比一般人大约多 73%。

zhì wài hòu tiān huò dé de jiào yù shuǐ píng
质外，后天获得的教育水平
shì gèng wéi zhòng yào de yīn sù　zhì lì gù
是更为重要的因素。智力固
rán yǔ xiān tiān yí
然与先天遗
chuán sù zhì　（ bāo
传素质（包
kuò nǎo liàng　）　yǒu
括脑量）有
guān　dàn liǎng zhě
关，但两者
de guān xì bìng bú
的关系并不
shì píng xíng de　　ér
是平行的，而
shì xiāng duì de
是相对的。

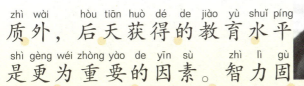
你 知 道 吗？

勤用左手更聪明

人的大脑分左、右两半球，左半球控制右手，右半球控制左手。大多数人习惯用右手，所以左半球比较发达，而右半球则相应落后。加强左手、左侧身体训练，可以使右半球大脑得到训练促进智力发展，使自己不仅有一双灵巧的双手，而且可以使身体行动更加迅速、思维更加敏捷。

11

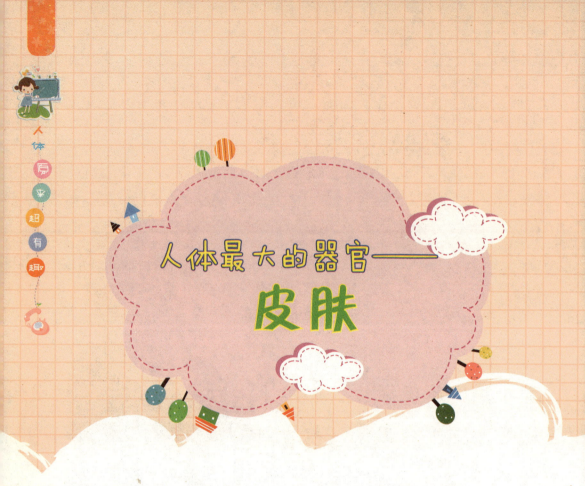

人体最大的器官——皮肤

_{pí fū zhǐ shēn tǐ biǎo miàn bāo zài jī ròu wài miàn de zǔ zhī shì}
皮肤指身体表面包在肌肉外面的组织，是

_{rén tǐ zuì dà de qì guān rén tǐ quán shēn fù gài zhe pí fū wǒ men}
人体最大的器官。人体全身覆盖着皮肤，我们

_{suǒ néng gòu kàn dào de rén tǐ shí jì shàng shì quán shēn}
所能够看到的人体实际上是全身

_{de pí fū chéng nián}
的皮肤。成年

_{rén tǐ biǎo pí}
人体表皮

_{fū de miàn jī}
肤的面积

_{kě yǐ dá dào}
可以达到

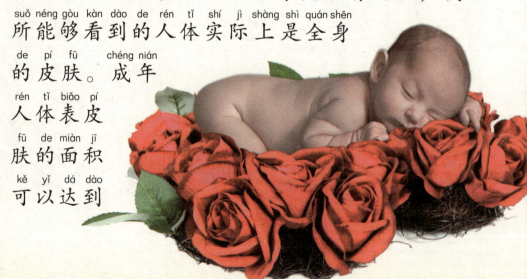

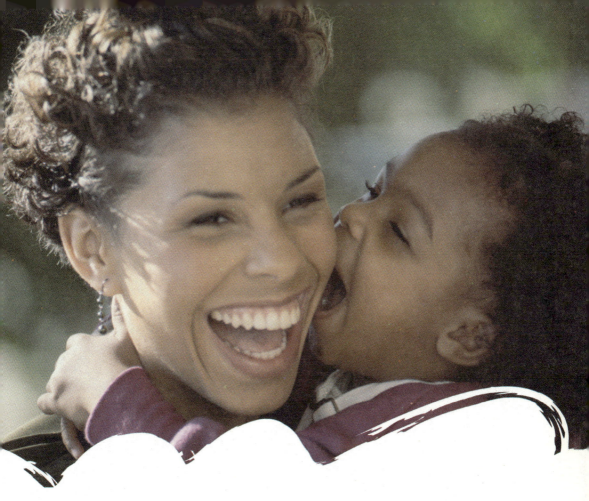

píng fāng mǐ　　xīn shēng ér wéi　　　píng fāng mǐ　　quán shēn
1.5~2.0 平方米，新生儿为 0.5 平方米，全身

de pí fū yuē zhàn rén tǐ zhòng liàng de
的皮肤约占人体重量的 16%。

pí fū róu ruǎn　　jiān rèn　　　kě yǐ huǎn chōng wài jiè de cì jī
　皮肤柔软、坚韧，可以缓冲外界的刺激

hé dǎ jī　　hái kě yǐ fēn mì pí zhī hé hàn yè　　èr zhě hùn hé
和打击，还可以分泌皮脂和汗液，二者混合

zé xíng chéng tiān rán hù fū pǐn　　zài zhè céng bǎo hù mó de fù gài
则形成天然护肤品，在这层保护膜的覆盖

xià　　pí fū jiàn kāng　guāng jié　liàng lì　　tóng shí kě yǐ fáng zhǐ
下，皮肤健康、光洁、靓丽，同时可以防止

zài gān zào de huán jìng xià tǐ nèi shuǐ fèn guò dù zhēng fā　　zài cháo
在干燥的环境下体内水分过度蒸发，在潮

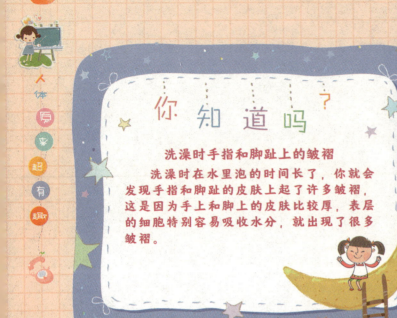

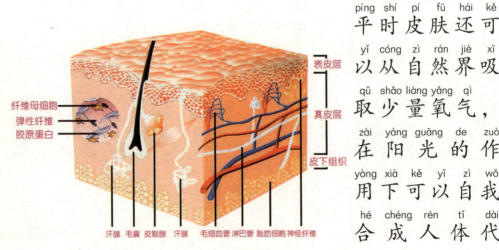

你 知 道 吗？

洗澡时手指和脚趾上的皱褶

洗澡时在水里泡的时间长了，你就会发现手指和脚趾的皮肤上起了许多皱褶，这是因为手上和脚上的皮肤比较厚，表层的细胞特别容易吸收水分，就出现了很多皱褶。

湿的环境下，还可以预防外界水分向皮下组织扩散。炎热的天气，皮肤可以排出汗液，蒸发后调节体温，紧张劳累时还可以帮助肾脏排泄体内代谢的产物。皮肤具有敏感的温热觉、触觉、痛觉等感觉功能。平时皮肤还可以从自然界吸取少量氧气，在阳光的作用下可以自我合成人体代

纤维母细胞
弹性纤维
胶原蛋白

表皮层
真皮层
皮下组织

汗腺　毛囊　皮脂腺　汗腺　　毛细血管　淋巴管　脂肪细胞　神经纤维

人的皮肤分为三层：表皮、真皮、皮下组织

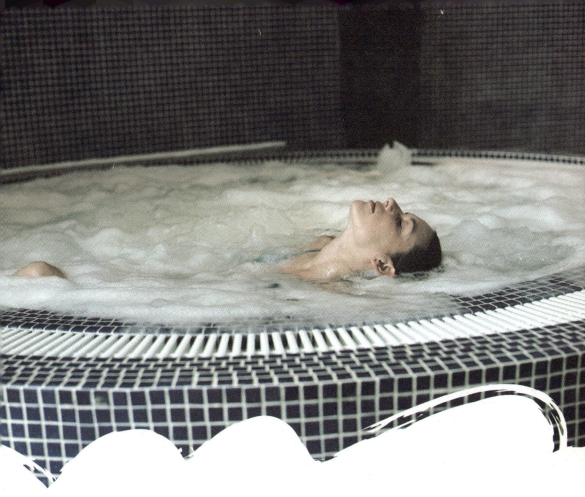

<ruby>谢<rt>xiè</rt></ruby><ruby>所<rt>suǒ</rt></ruby><ruby>必<rt>bì</rt></ruby><ruby>需<rt>xū</rt></ruby><ruby>的<rt>de</rt></ruby><ruby>维<rt>wéi</rt></ruby><ruby>生<rt>shēng</rt></ruby><ruby>素<rt>sù</rt></ruby>D，<ruby>以<rt>yǐ</rt></ruby><ruby>促<rt>cù</rt></ruby><ruby>进<rt>jìn</rt></ruby><ruby>骨<rt>gǔ</rt></ruby><ruby>骼<rt>gé</rt></ruby><ruby>的<rt>de</rt></ruby><ruby>发<rt>fā</rt></ruby><ruby>育<rt>yù</rt></ruby>。<ruby>健<rt>jiàn</rt></ruby><ruby>康<rt>kāng</rt></ruby><ruby>的<rt>de</rt></ruby><ruby>皮<rt>pí</rt></ruby><ruby>肤<rt>fū</rt></ruby><ruby>表<rt>biǎo</rt></ruby><ruby>面<rt>miàn</rt></ruby><ruby>细<rt>xì</rt></ruby><ruby>菌<rt>jūn</rt></ruby><ruby>难<rt>nán</rt></ruby><ruby>以<rt>yǐ</rt></ruby><ruby>生<rt>shēng</rt></ruby><ruby>存<rt>cún</rt></ruby>，<ruby>更<rt>gèng</rt></ruby><ruby>不<rt>bù</rt></ruby><ruby>能<rt>néng</rt></ruby><ruby>侵<rt>qīn</rt></ruby><ruby>入<rt>rù</rt></ruby><ruby>人<rt>rén</rt></ruby><ruby>体<rt>tǐ</rt></ruby>，<ruby>皮<rt>pí</rt></ruby><ruby>肤<rt>fū</rt></ruby><ruby>还<rt>hái</rt></ruby><ruby>担<rt>dān</rt></ruby><ruby>负<rt>fù</rt></ruby><ruby>着<rt>zhe</rt></ruby><ruby>免<rt>miǎn</rt></ruby><ruby>疫<rt>yì</rt></ruby><ruby>调<rt>tiáo</rt></ruby><ruby>节<rt>jié</rt></ruby><ruby>作<rt>zuò</rt></ruby><ruby>用<rt>yòng</rt></ruby>。

趣味资料库

在人体的皮肤内部，分布着大量感受温度的感受细胞。感受细胞可分为两大类：一类专门感受冷，因此，它们所存在的皮肤部位就叫冷点。而另一类专门感受热，所以，皮肤上也相应存在着许多热点。

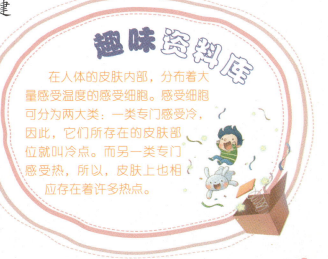

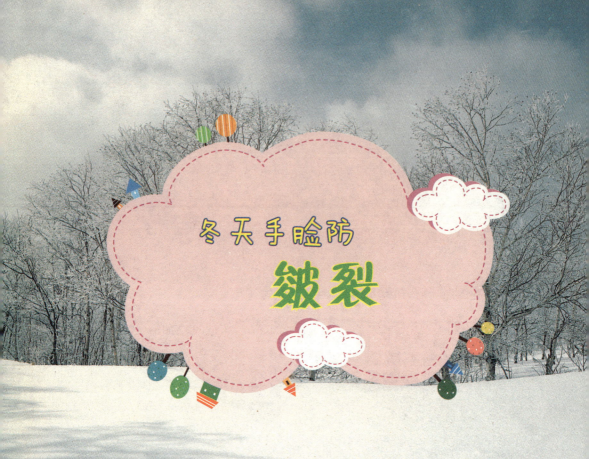

冬天手脸防皲裂

dōng tiān，cháng cháng kàn jiàn yǒu de xiǎo péng yǒu de shǒu hé liǎn cūn
冬天，常常看见有的小朋友的手和脸皲

liè。 zhè shì wèi shén me ne
裂。这是为什么呢？

dōng tiān tiān qì hán lěng，　kōng qì gān zào，　xiǎo péng yǒu de pí fū
冬天天气寒冷，空气干燥，小朋友的皮肤

bǐ jiào jiāo nèn，　lù zài wài miàn de shǒu hé liǎn bèi lěng fēng yì chuī，
比较娇嫩，露在外面的手和脸被冷风一吹，

róng yì cūn liè。 rén de pí fū fù yǒu pí zhī xiàn，　pí zhī xiàn fēn mì
容易皲裂。人的皮肤附有皮脂腺，皮脂腺分泌

chū pí zhī，　yǒu hěn hǎo de rùn fū、hù fū、yì jūn de zuò yòng。
出皮脂，有很好的润肤、护肤、抑菌的作用。

dàn shì hái zi de pí zhī fēn mì bǐ jiào shǎo，　jīng bù qǐ lěng fēng de qīn
但是孩子的皮脂分泌比较少，经不起冷风的侵

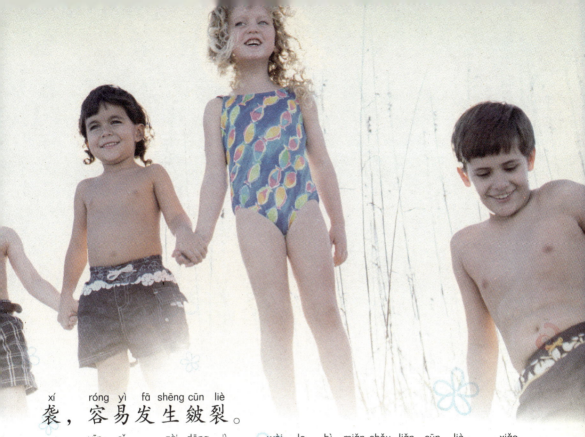

xí　róng yì fā shēng cūn liè
袭，容易发生皴裂。

yīn cǐ　　zài dōng jì　　wèi le bì miǎn shǒu liǎn cūn liè　xiǎo
　　因此，在冬季，为了避免手脸皴裂，小

péng yǒu yīng gāi zhù yì shǒu liǎn de bǎo nuǎn hé qīng jié　hái yīng gāi dìng
朋友应该注意手脸的保暖和清洁。还应该定

shí tú mǒ yì xiē
时涂抹一些

ér tóng fáng cūn liè
儿童防皴裂

de hù fū shuāng
的护肤霜，

bǔ chōng pí fū yóu
补充皮肤油

fèn　fáng zhǐ pí
分，防止皮

fū cūn liè
肤皴裂。

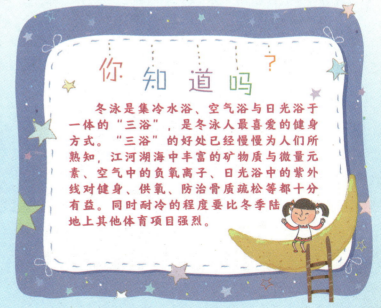

你知道吗？

　　冬泳是集冷水浴、空气浴与日光浴于一体的"三浴"，是冬泳人最喜爱的健身方式。"三浴"的好处已经慢慢为人们所熟知，江河湖海中丰富的矿物质与微量元素、空气中的负氧离子、日光浴中的紫外线对健身、供氧、防治骨质疏松等都十分有益。同时耐冷的程度要比冬季陆地上其他体育项目强烈。

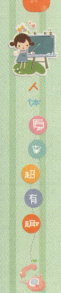

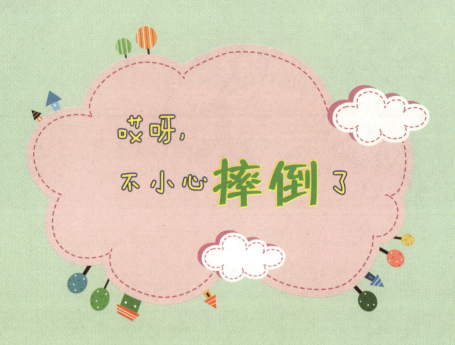

哎呀，不小心**摔倒**了

小朋友们在互相追逐玩耍的时候，不小心就会摔倒，过一会儿我们就会发现碰撞过的皮肤出现乌青块，这是为什么呢？

这是因为皮肤血管破裂引起皮下溢血的结果。皮肤里血管非常多，血管的特点是管腔细小而管壁薄。这些小血管是经不起外界压力的。如果跌一跤只是臀部着地，一般不会发生乌青块，因为臀部皮下脂肪多，缓冲作用大。如果小腿前面或者手臂外侧等皮下脂肪少、骨头与皮肤紧贴的地方受到碰击的话，那就必然会出现乌青块。因为皮肤受到外力的突然袭击，它后面又是硬邦邦的骨头，缺少厚软的皮下脂肪作缓冲，皮下组织内的血管就会破裂，从血管中流出血来。这些血液因为受到皮肤的阻挡而无法流到体外，只能聚集在破碎血管的

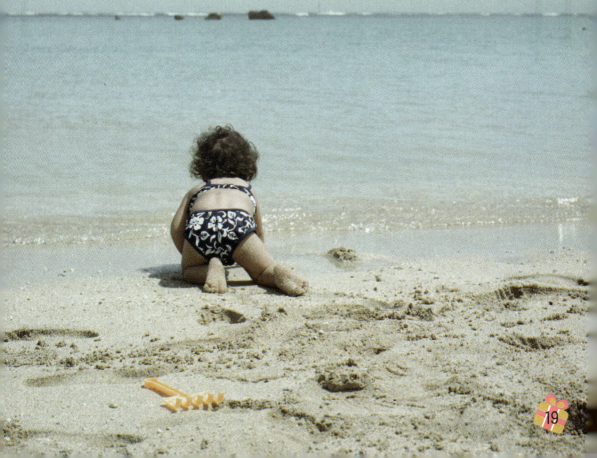

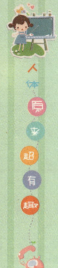

周围。虽然它们刚流出时是鲜红色的，但外面有一层皮肤遮盖，再加上血液中的血红素在体内发生变化，所以看上去便成为青黑色了。这就是乌青块形成的原因。

人的皮肤分为多层，在表皮的最底层，有一层细胞叫生发层，这层细胞的生命力很强，能不断地生长繁殖，表皮损伤的浅伤口，就是靠生发层长好的。在长好的过程中，由于伤口很浅，神经受不到什么刺激，也就不大会有痒的感觉，长好后也没有伤疤。但是，范围比较大和损伤比较厉害、深达真皮的

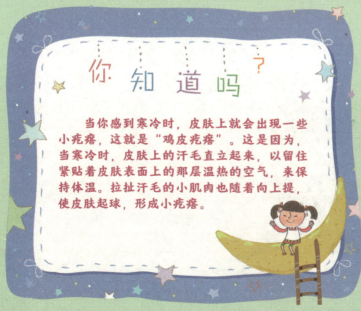

你知道吗？

当你感到寒冷时，皮肤上就会出现一些小疙瘩，这就是"鸡皮疙瘩"。这是因为，当寒冷时，皮肤上的汗毛直立起来，以留住紧贴着皮肤表面上的那层温热的空气，来保持体温。拉扯汗毛的小肌肉也随着向上提，使皮肤起球，形成小疙瘩。

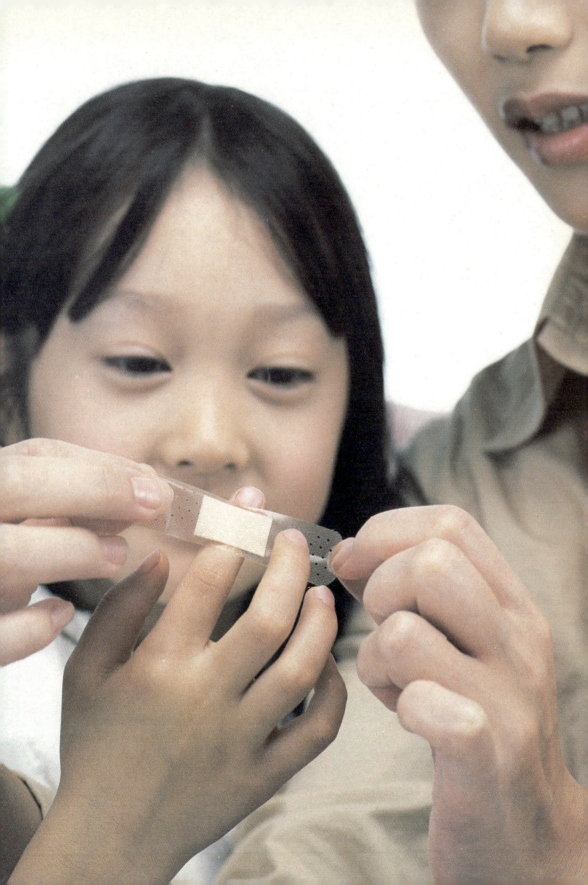

伤口，在愈合过程中会有一种新的组织补上去，这种新的组织叫作结缔组织，就是从伤口里长出来的肉芽。新生的血管神经都要长进结缔组织，由于长进结缔里的血管特别密，在快速生长时很容易刺激与它们挤在一块儿的新生神经。神经很灵敏，特别是新生的神经，稍受刺激，就会产生痒的感觉。等到伤口完全长好以后，新生的神经对刺激的敏感下降，也就不觉得痒了。

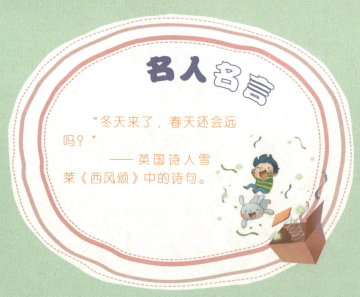

名人名言

"冬天来了，春天还会远吗？"

——英国诗人雪莱《西风颂》中的诗句。

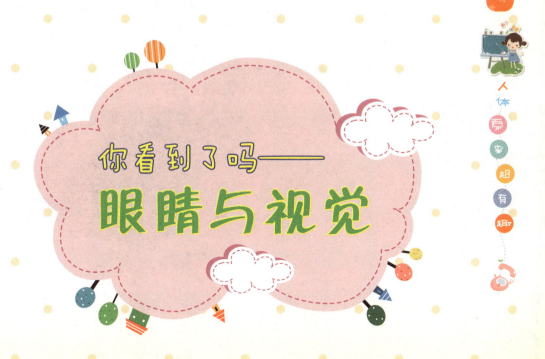

你看到了吗——
眼睛与视觉

méi tiān wǒ men
每天我们
zhēng kāi yǎn jing
睁开眼睛，
jiù néng kàn dào zhè
就能看到这
wǔ cǎi bīn fēn de dà
五彩缤纷的大
qiān shì jiè zǒu
千世界，走
lù chī fàn kàn
路、吃饭、看
shū yǐ jí xué xí
书以及学习，
yì shí yí kè yě lí
一时一刻也离

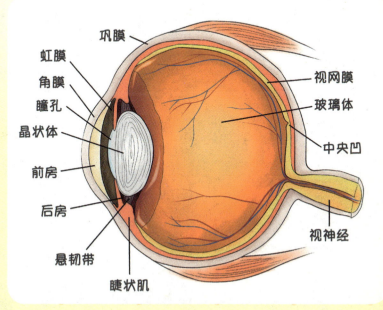

巩膜

虹膜
角膜
瞳孔
晶状体
前房
后房

视网膜
玻璃体
中央凹

视神经

悬韧带
睫状肌

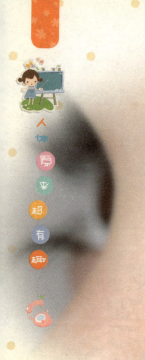

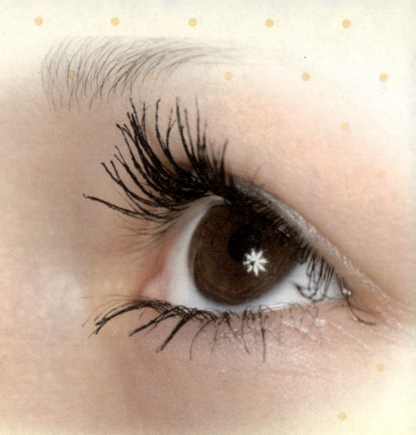

bù kāi zhè shuāng
不开这双
yǎn jing rén tǐ
眼睛，人体
suǒ huò dé de xìn
所获得的信
xī yuē yǒu
息约有90%
lái zì yǎn jing
来自眼睛。
nà me yǎn jing wèi
那么眼睛为
shén me néng kàn jiàn
什么能看见
dōng xi ne
东西呢？

你知道吗？

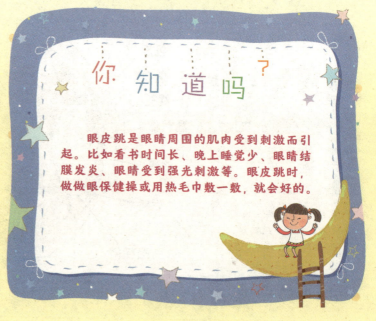

眼皮跳是眼睛周围的肌肉受到刺激而引起。比如看书时间长、晚上睡觉少、眼睛结膜发炎、眼睛受到强光刺激等。眼皮跳时，做做眼保健操或用热毛巾敷一敷，就会好的。

yǎn jing kàn dōng xi shí
眼睛看东西时，
shǒu xiān shì guāng xiàn
首先是光线
chuān guò fù
穿过覆
gài tóng kǒng
盖瞳孔
de tòu míng
的透明
jiǎo mó
角膜，
rán hòu jīng
然后经
guò tóng kǒng jì xù
过瞳孔继续
qián jìn jiē zhe chuān guò jīng
前进，接着穿过晶

趣味资料库

假性近视又叫作功能性近视，经过正确处理，其视力往往可以恢复正常。假性近视属于功能性改变，主要是调节参与过度所致。是负责调节作用的叫作睫状肌的肌肉较长时间处于紧张、痉挛状态，引起一时性头晕、两眼发胀和视力下降，有时可持续较长一段时间。

zhuàng tǐ zài tōng guò yǎn jing zhōng yāng de jiāo zhuàng wù zhì de bō
状体。再通过眼睛中央的胶状物质的玻
li tǐ jù jiāo zài shì wǎng mó shang cì jī dà pī néng gǎn shòu
璃体，聚焦在视网膜上，刺激大批能感受
guāng xiàn de xì bāo shì zhuī xì bāo néng biàn bié yán sè shì gān
光线的细胞。视锥细胞能辨别颜色，视杆
xì bāo zé bù néng biàn bié zhǐ zài wēi ruò de guāng xiàn xià qǐ zuò
细胞则不能辨别，只在微弱的光线下起作
yòng zuì hòu zhè xiē gǎn guāng xì bāo fā chū mài chōng xún zhe
用。最后，这些感光细胞发出脉冲，循着
yì tiáo fù zá de lù jìng jīng guò shì shén jīng hé nǎo zi tōng dào chuán
一条复杂的路径经过视神经和脑子通道传
dào nǎo zi zài nǎo zi lǐ hé chéng yì fú tú xiàng
到脑子，在脑子里合成一幅图像。

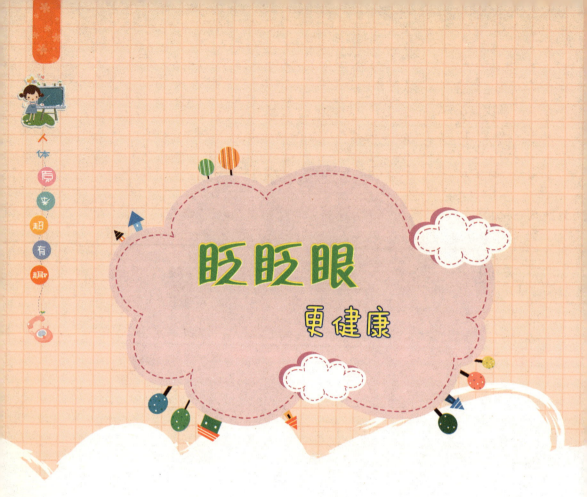

眨眨眼
更健康

wǒ men měi yí gè rén dōu zài bú duàn de zhǎ yǎn　zhèng cháng rén
我们每一个人都在不断地眨眼，正常人
měi fēn zhōng yào zhǎ yǎn　　　cì měi cì zhǎ yǎn de shí jiān yuē
每分钟要眨眼10~20次，每次眨眼的时间约
miǎo　　chú qù shuì mián shí jiān　　yí gè rén yì tiān yào zhǎ
0.2~0.4秒。除去睡眠时间，一个人一天要眨
yǎn　wàn cì zuǒ yòu
眼1万次左右。

yǎn jing de zhǎ dòng shì yì zhǒng shēng lǐ xū yào　yīn wèi yǎn jing
眼睛的眨动是一种生理需要，因为眼睛
huì fēn mì chū lèi yè　　yǎn qiú yě xū yào shī rùn　　yǎn jing zài zhǎ dòng
会分泌出泪液，眼球也需要湿润，眼睛在眨动
de shí hou néng bǎ yǎn lèi jūn yún de mǒ zài yǎn zhū shang　zhè yàng jiù kě
的时候能把眼泪均匀地抹在眼珠上，这样就可

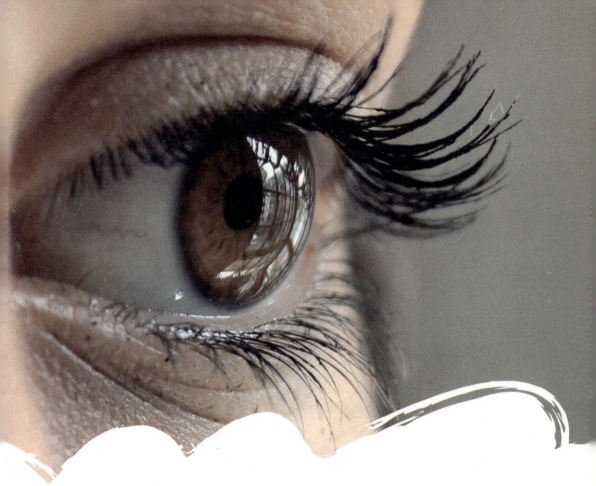

你知道吗？

当你的眼睛发干时，可以用热毛巾敷在眼部，这样可以改善血液循环，消除肌肉疲劳，同时也可以促进皮脂的分泌，皮脂给眼球涂上一层油脂，能减少泪液的蒸发。

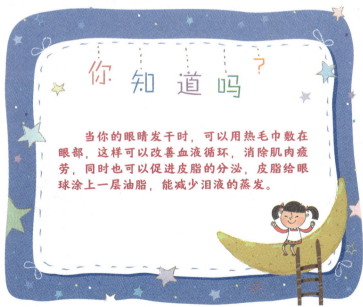

以使眼睛湿润，让它灵活地转动。而且眼泪也能冲洗掉眼睛里的灰

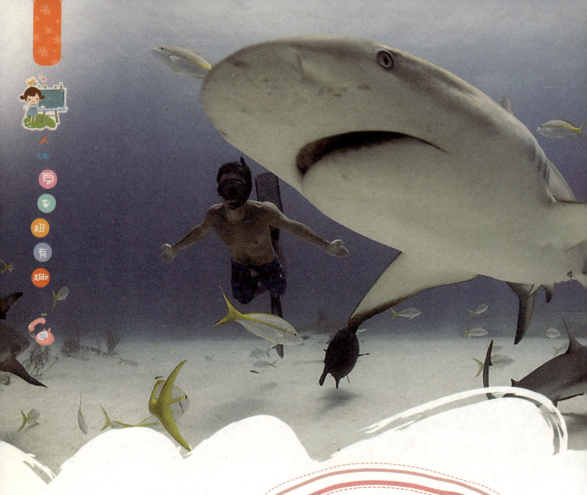

chén zhǎ yí cì yǎn
尘，眨一次眼
yě jiù xiàng cā yí
也就像擦一
cì bō li chuāng
次"玻璃窗"，
shǐ yǎn jing shǐ zhōng
使眼睛始终
bǎo chí qīng jié míng liàng
保持清洁明亮
de zhuàng tài
的状态。

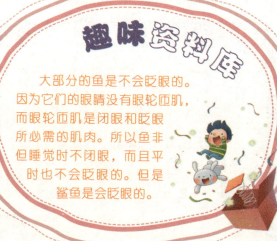

趣味资料库

大部分的鱼是不会眨眼的。因为它们的眼睛没有眼轮匝肌，而眼轮匝肌是闭眼和眨眼所必需的肌肉。所以鱼非但睡觉时不闭眼，而且平时也不会眨眼的。但是鲨鱼是会眨眼的。

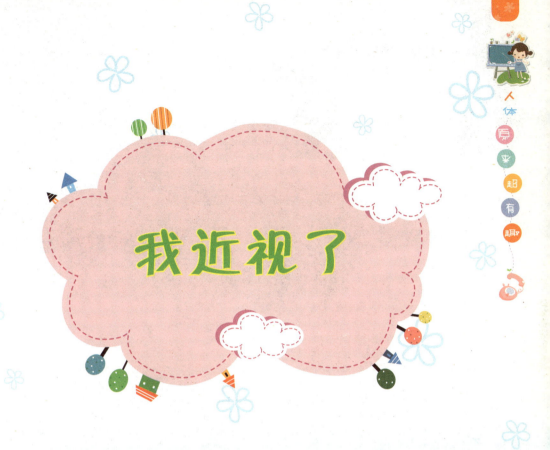

我近视了

眼睛是我们认识世界的重要器官，如果在平时的学习和生活中，不注意正确的用眼习惯，就会给眼睛造成负担，变成近视。那么近视是怎么回事呢？当我们的眼睛在看近距离的物体时，眼睛内的睫状体始终处于紧张的状态，这样晶状体就只有尽可能地向前凸起，才能看清事物。如果我们长时间看书，或者

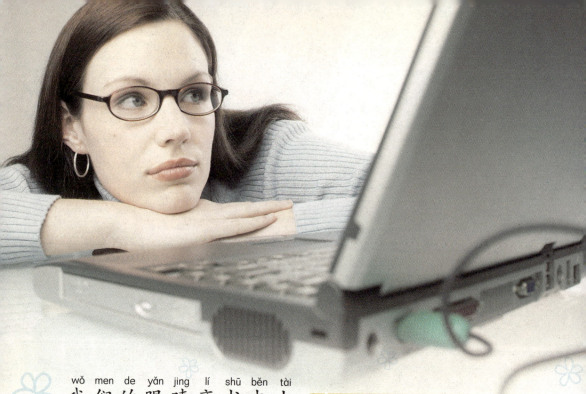

wǒ men de yǎn jing lí shū běn tài
我们的眼睛离书本太
jìn ér shǐ jié zhuàng tǐ guò dù pí
近而使睫状体过度疲
láo shí jiān yì cháng jiù huì shǐ
劳，时间一长，就会使
jié zhuàng tǐ yīn guò dù jǐn zhāng ér
睫状体因过度紧张而
dǎo zhì jìng luán shǐ jīng zhuàng tǐ
导致痉挛，使晶状体
wú fǎ huī fù dào píng shí jiào xiǎo
无法恢复到平时较小
qū dù zhè yàng jiù kàn bù qīng
曲度。这样就看不清
yuǎn chù de wù tǐ yě jiù xíng
远处的物体，也就形
chéng le jìn shì yǎn
成了近视眼。
jìn shì yǎn kě fēn wéi zhēn
近视眼可分为真

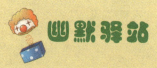
幽默驿站

笨笨猪："流氓兔，你睡觉时为什么还戴眼镜？"

流氓兔："我的视力不佳，担心做梦时看不清东西。"

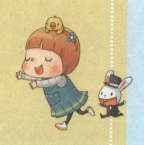

性近视和假性近视，真性与假性近视均表现为远视力下降，近视力好。假性近视为功能性近视，多发生于青少年，视力可在数周或1~2个月内下降，适当休息后又可得到某种程度的恢复。真性近视则是器质性改变，不能自然恢复，这就需要用眼镜来帮助我们矫正视力了。

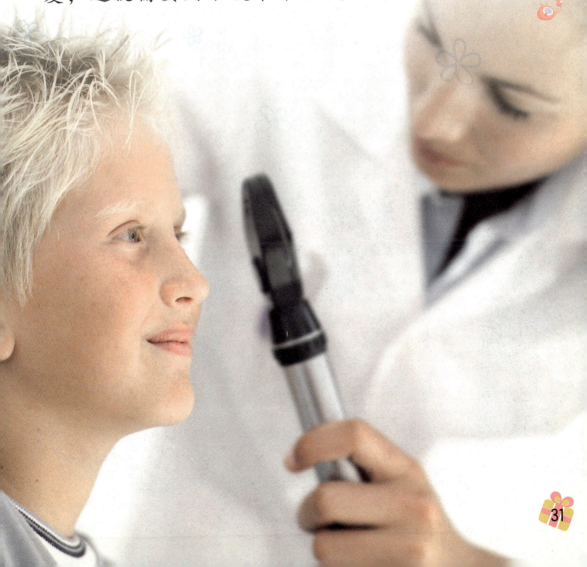

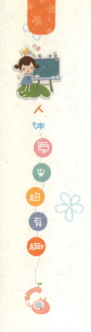

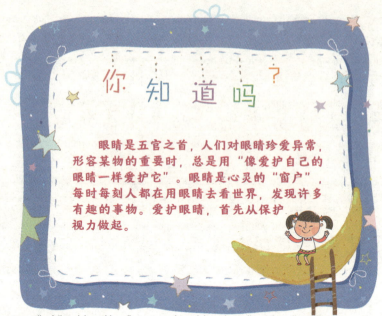

你 知 道 吗？

眼睛是五官之首，人们对眼睛珍爱异常，形容某物的重要时，总是用"像爱护自己的眼睛一样爱护它"。眼睛是心灵的"窗户"，每时每刻人都在用眼睛去看世界，发现许多有趣的事物。爱护眼睛，首先从保护视力做起。

yīn cǐ bǎo hù shì lì   yào zhù yì yǐ xià jǐ diǎn
因此保护视力，要注意以下几点：
dú shū   xiě zì shí zī shì yào duān zhèng   bǎo chí shì nèi chōng zú
读书、写字时姿势要端正。保持室内充足

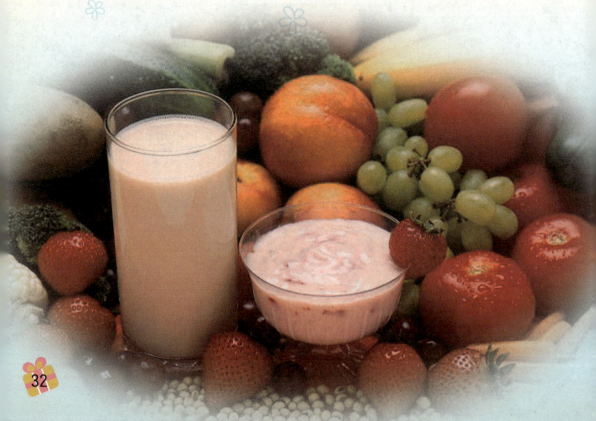

de guāng xiàn hé zhào míng
的光线和照明。

jiā qiáng tǐ yù duàn liàn　　jīng cháng duàn liàn shēn tǐ　　jiān chí zuò yǎn
　　加强体育锻炼。经常锻炼身体，坚持做眼

bǎo jiàn cāo　　yǒu lì yú jiǎn qīng shì lì pí láo
保健操，有利于减轻视力疲劳。

yào yǎng chéng liáng hǎo de yǐn shí xí guàn　　duō chī shuǐ guǒ　　shū
　　要养成良好的饮食习惯。多吃水果、蔬

cài　　yǎng chéng liáng hǎo de yǐn shí shēng huó xí guàn　　zhù yì bǔ chōng yǒu
菜，养成良好的饮食生活习惯。注意补充有

zhù yú wéi chí zhèng cháng shì lì de wéi shēng sù
助于维持正常视力的维生素A。

dìng qī jiǎn chá shì lì　　yí dàn fā xiàn shì lì xià jiàng yīng xiān dào
　　定期检查视力。一旦发现视力下降应先到

yī yuàn jiù zhěn　　jiǎ xìng jìn shì kě yǐ tōng guò zhì liáo dé yǐ huī fù
医院就诊，假性近视可以通过治疗得以恢复；

zhēn xìng jìn shì yīng jí shí pèi dài yǎn jìng jiā yǐ jiǎo zhèng　　fáng zhǐ shì lì
真性近视应及时配戴眼镜加以矫正，防止视力

jìn yí bù xià jiàng
进一步下降。

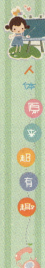

眼泪是咸的

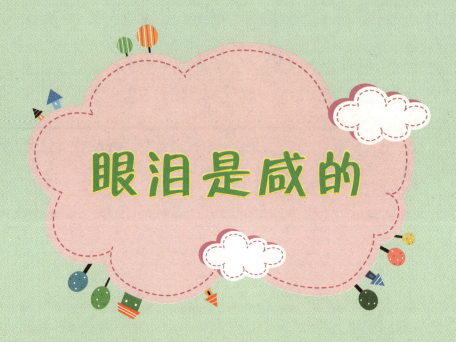

每个人都流过眼泪，无论是悲伤，还是喜悦，都有可能使人流出咸咸的泪水。那你知道为什么泪水是咸的吗？

这是因为在我们身体的血液、体液中，各个组织内到处都有盐。在我们眼球的外上方，有一个分泌泪液的器官，叫泪腺。眼泪就是以血液作原料，再由泪腺加工出来的。这样我们

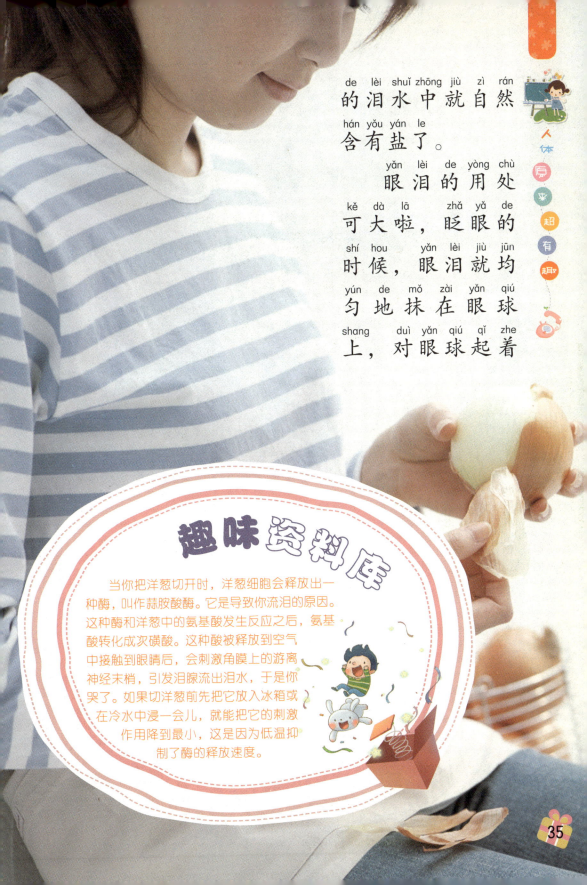

de lèi shuǐ zhōng jiù zì rán
的泪水中就自然
hán yǒu yán le
含有盐了。

yǎn lèi de yòng chù
眼泪的用处
kě dà lā zhǎ yǎ de
可大啦，眨眼的
shí hou yǎn lèi jiù jūn
时候，眼泪就均
yún de mǒ zài yǎn qiú
匀地抹在眼球
shang duì yǎn qiú qǐ zhe
上，对眼球起着

趣味资料库

当你把洋葱切开时，洋葱细胞会释放出一种酶，叫作蒜胺酸酶。它是导致你流泪的原因。这种酶和洋葱中的氨基酸发生反应之后，氨基酸转化成次磺酸。这种酸被释放到空气中接触到眼睛后，会刺激角膜上的游离神经末梢，引发泪腺流出泪水，于是你哭了。如果切洋葱前先把它放入冰箱或在冷水中浸一会儿，就能把它的刺激作用降到最小，这是因为低温抑制了酶的释放速度。

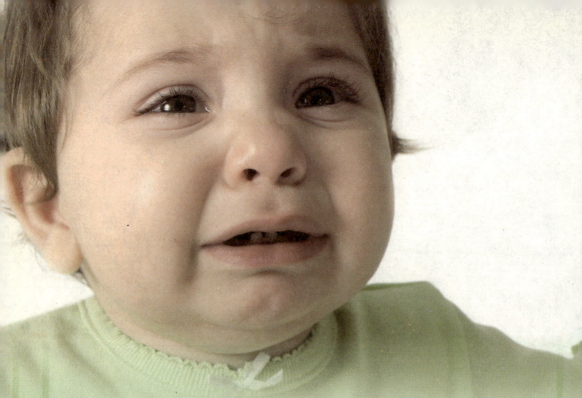

shī rùn de zuò yòng
湿润的作用。

yǎn lèi hái néng chōng shuā diào yǎn qiú biǎo miàn shang de zāng
眼泪还能冲刷掉眼球表面上的脏

dōng xi bǎo
东西，保

chí yǎn qiú de
持眼球的

qīng jié yǎn
清洁，眼

lèi hái yǒu shā
泪还有杀

miè xì jūn de
灭细菌的

zuò yòng ne
作用呢。

你知道吗？

"鳄鱼的眼泪"是一句有名的西方谚语。古代西方传说，鳄鱼既有凶猛残忍的一面，又有狡猾奸诈的一面。当它窥视着捕食对象时，往往会先流眼泪，作悲天悯人状，使猎物被假象麻痹而对它的突然进攻失去警惕，在毫无防范的状态下被它吃掉。总之，此语是喻指虚假的眼泪，伪装的同情。而后被引申为专门讽刺那些一面伤害别人，一面装出悲悯善良之态的坏人。

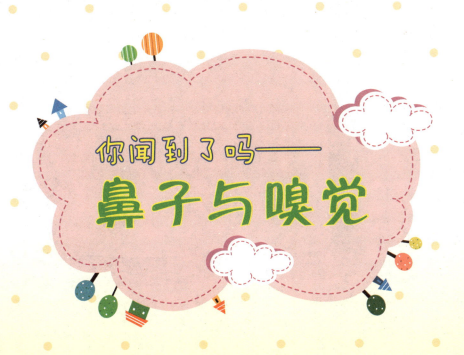

你闻到了吗——
鼻子与嗅觉

rén lèi de bí zi yǒu liǎng dà gōng néng　　yī shì yòng lái hū xī
人类的鼻子有两大功能，一是用来呼吸，
èr shì zuò wéi xiù jué qì guān　　bí zi néng wén chū gè zhǒng qì wèi
二是作为嗅觉器官。鼻子能闻出各种气味，
yīn wèi zài bí qiāng de nèi bì yǒu yí kuài dà yuē　　píng fāng lí mǐ de nián
因为在鼻腔的内壁有一块大约5平方厘米的黏
mó　　shàng miàn fēn bù zhe yuē　　wàn gè xiù jué xì bāo　　tā men
膜，上面分布着约1000万个嗅觉细胞，它们
yǔ dà nǎo yǒu lián xì
与大脑有联系。

dāng rén xī qì shí　　piāo sàn zài kōng qì zhōng de qì wèi fēn zǐ biàn
当人吸气时，飘散在空气中的气味分子便
zuān jìn bí qiāng　　yǔ lǐ miàn de xiù jué xì bāo xiāng yù　　zhè shí　　xiù
钻进鼻腔，与里面的嗅觉细胞相遇。这时，嗅

觉细胞马上兴奋起来，将感受的刺激转化成特定的信息，通过嗅觉神经传入大脑，于是人就闻到了各种气味。

对常人来说，嗅觉的作用不可缺少。而有些经过特殊训练的人，鼻子的辨别能力则非常惊人。如香水、香精工业中的技师，用

38

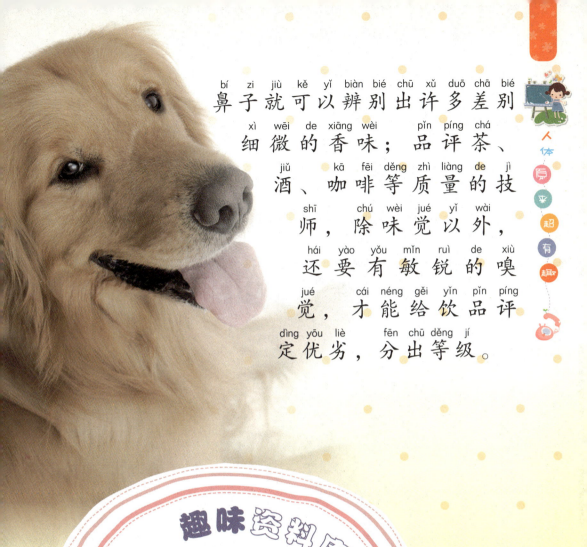

bí zi jiù kě yǐ biàn bié chū xǔ duō chā bié
鼻子就可以辨别出许多差别
xì wēi de xiāng wèi pǐn píng chá
细微的香味；品评茶、
jiǔ kā fēi děng zhì liàng de jì
酒、咖啡等质量的技
shī chú wèi jué yǐ wài
师，除味觉以外，
hái yào yǒu mǐn ruì de xiù
还要有敏锐的嗅
jué cái néng gěi yǐn pǐn píng
觉，才能给饮品评
dìng yōu liè fēn chū děng jí
定优劣，分出等级。

趣味资料库

狗的嗅觉特别灵敏，狗鼻子能分辨大约200万种不同的气味，而且，它还能从许多混杂在一起的气味中，嗅出它所要寻找的那种气味。人们利用狗嗅觉灵敏的绝对优势，培养了军犬、警犬进行刑侦、缉毒、搜爆和救援工作。

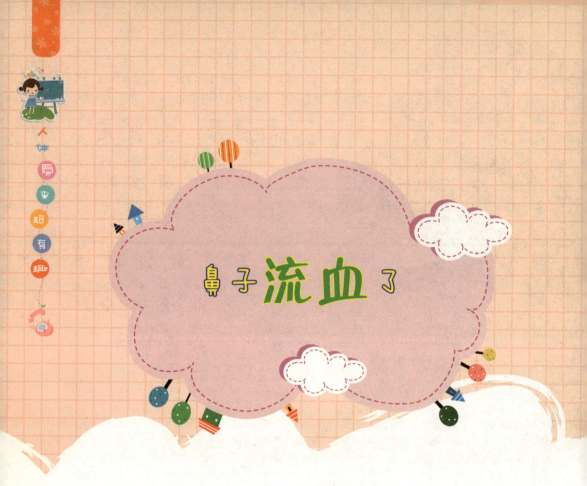

鼻子流血了

由于鼻中的血管非常丰富，这些血管又位于很浅的表面，所以常常会因为跌伤、碰伤、用手指挖鼻、过分干燥而出血。鼻子患了鼻黏膜的急、慢性炎症等疾病后，由于鼻黏膜破裂也会流血。鼻子容易出血也可能是其他疾病引起的，其中最常见的是急性传染病，如伤寒、猩红热等。在病程中，由于

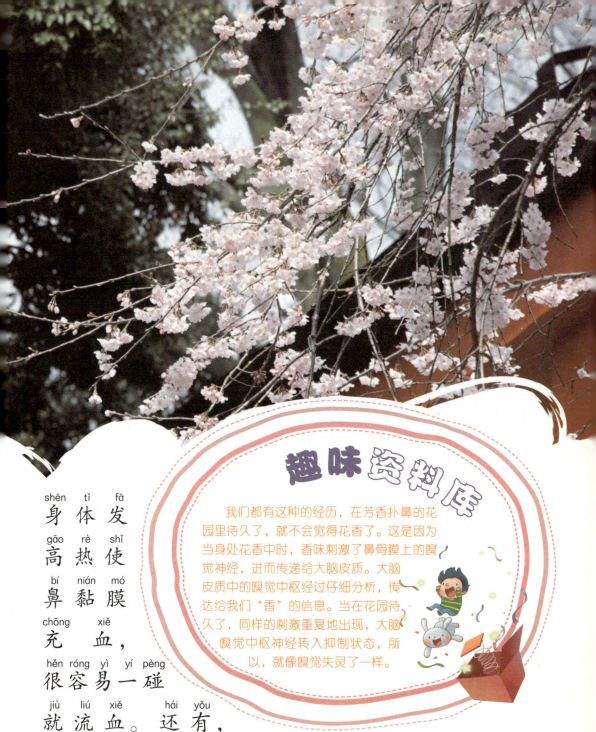

趣味资料库

我们都有这种的经历，在芳香扑鼻的花园里待久了，就不会觉得花香了。这是因为当身处花香中时，香味刺激了鼻骨膜上的嗅觉神经，进而传递给大脑皮质。大脑皮质中的嗅觉中枢经过仔细分析，传达给我们"香"的信息。当在花园待久了，同样的刺激重复地出现，大脑嗅觉中枢神经转入抑制状态，所以，就像嗅觉失灵了一样。

shēn tǐ fā
身体发
gāo rè shǐ
高热使
bí nián mó
鼻黏膜
chōng xiě
充血，
hěn róng yì yí pèng
很容易一碰
jiù liú xiě hái yǒu
就流血。还有，
bái xuè bìng jí qí tā xuè yè bìng děng huàn zhě yóu yú xuè yè bú yì
白血病及其他血液病等患者，由于血液不易

凝固，也会经常出鼻血。当体内缺乏维生素（主要是缺乏维生素C）时，细胞间质的合成发生障碍，毛细血管的通透性增强、脆性加大，以致轻微的擦伤和压伤，就会引起毛细血管破裂出血。患高血压的人，如果经常咳嗽、打喷嚏，也容易出鼻血，因为咳嗽、打喷嚏时会使血压急速上升。

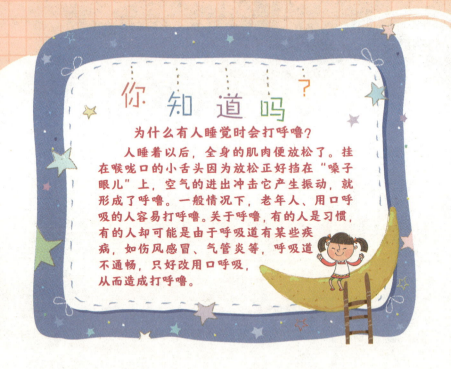

你知道吗？

为什么有人睡觉时会打呼噜？

人睡着以后，全身的肌肉便放松了。挂在喉咙口的小舌头因为放松正好挡在"嗓子眼儿"上，空气的进出冲击它产生振动，就形成了呼噜。一般情况下，老年人、用口呼吸的人容易打呼噜。关于呼噜，有的人是习惯，有的人却可能是由于呼吸道有某些疾病，如伤风感冒、气管炎等，呼吸道不通畅，只好改用口呼吸，从而造成打呼噜。

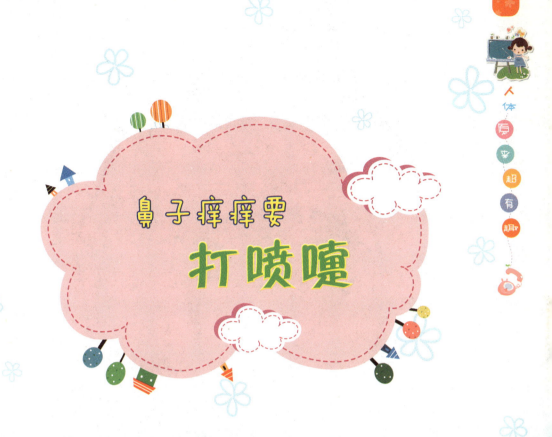

鼻子痒痒要 打喷嚏

打喷嚏是人体的自我保护功能。人的鼻黏膜上有许多非常敏感的神经细胞，当刺激性气味或异物进入鼻孔时，神经细胞就会立刻把这种情况传递到大脑。于是，大脑发出命令，让肺部一吸气，再使胸部肌肉猛烈收缩，然后用力从鼻孔和嘴向外喷出气体，一下子把闯进来的东西赶了出去。

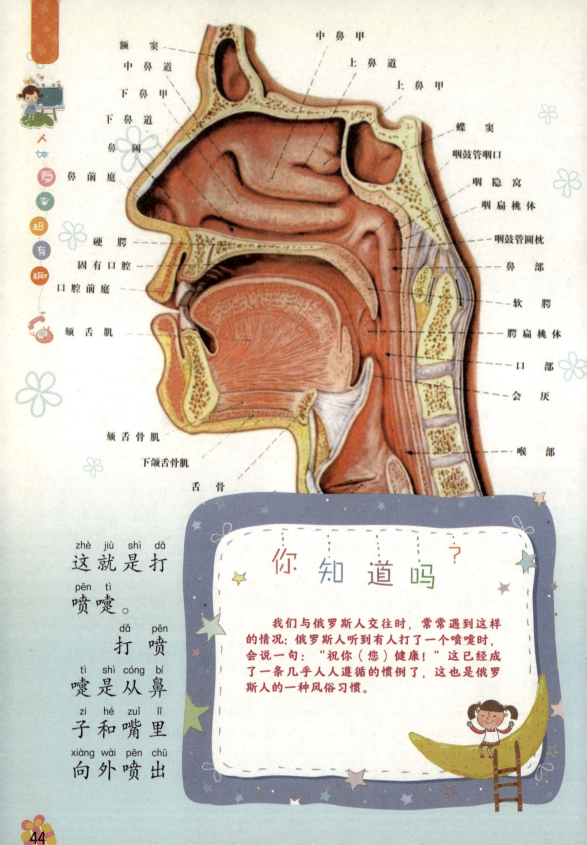

额窦
中鼻道
下鼻甲
下鼻道
鼻阈
鼻前庭
硬腭
固有口腔
口腔前庭
颏舌肌
颏舌骨肌
下颌舌骨肌
舌骨

中鼻甲
上鼻道
上鼻甲
蝶窦
咽鼓管咽口
咽隐窝
咽扁桃体
咽鼓管圆枕
鼻 部
软 腭
腭扁桃体
口 部
会 厌
喉 部

zhè jiù shì dǎ
这 就 是 打
pēn tì
喷 嚏 。
dǎ pēn
打 喷
tì shì cóng bí
嚏 是 从 鼻
zi hé zuǐ lǐ
子 和 嘴 里
xiàng wài pēn chū
向 外 喷 出

你 知 道 吗？

我们与俄罗斯人交往时，常常遇到这样的情况：俄罗斯人听到有人打了一个喷嚏时，会说一句："祝你（您）健康！"这已经成了一条几乎人人遵循的惯例了，这也是俄罗斯人的一种风俗习惯。

气体，这是一个反射行为，它的发生不是人为控制的。它同咳嗽、流泪一样，是人体保护自身的一种本能。喷嚏的作用就是力图从体内排出气体来驱除刺激物。有人说打喷嚏是有人想你了，这种说法是没有丝毫道理的。

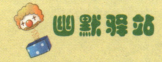

幽默驿站

国王听说阿凡提非常聪明，想把他请到王宫当顾问。这一天，在国王的召见下阿凡提大摇大摆地来到国王面前，故意大声打了一个喷嚏，唾沫和鼻涕溅了国王一脸。

"你这个粗鲁的乡巴佬，为何如此无礼？"国王大怒，声嘶力竭地呵斥道。

"尊敬的陛下，请别误会。"阿凡提解释说："我们那里有一个与众不同的风俗，就是见了达官贵人要用打喷嚏代替施礼问安，表示祝您'吉祥'的意思。"国王听后信以为真，转怒为喜。

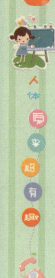
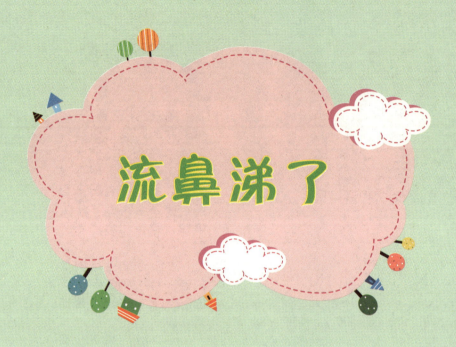

流鼻涕了

wǒ men dōu zhī dào　　gǎn mào le huì liú bí tì　　yǒu de shí hou
我们都知道，感冒了会流鼻涕。有的时候

chī rè de shí wù yě huì liú bí tì　　zhè shì wèi shén me ne
吃热的食物也会流鼻涕，这是为什么呢？

shǒu xiān wǒ men yào liǎo jiě yí xià bí tì shì shén me　　jiàn kāng
首先我们要了解一下鼻涕是什么。健康

rén bí qiāng nèi miàn chèn zhe wán zhěng de yì céng nián mó　　shàng miàn fēn bù
人鼻腔内面衬着完整的一层黏膜，上面分布

zhe hěn duō jù yǒu fēn mì gōng néng de bēi zhuàng xì bāo　　nián mó xià yǒu
着很多具有分泌功能的杯状细胞，黏膜下有

nián yè xiàn　　tā men píng shí bú duàn jìn xíng fēn mì huó dòng　　fēn mì
黏液腺，它们平时不断进行分泌活动，分泌

de shuǐ fèn yòng yú shī rùn xī rù de kōng qì　　lìng wài　　nián yè xiàn
的水分用于湿润吸入地空气。另外，黏液腺

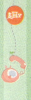

还经常分泌少量的黏液，均匀地分布在黏膜表面，吸附吸入空气中的灰尘和微生物。黏液中还含有溶菌酶，有抑制和溶解细菌的能力。这种黏液就是鼻涕。

感冒流鼻涕，是因为感冒病毒由呼吸道侵入人体病毒在鼻腔中活动，使得鼻

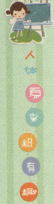

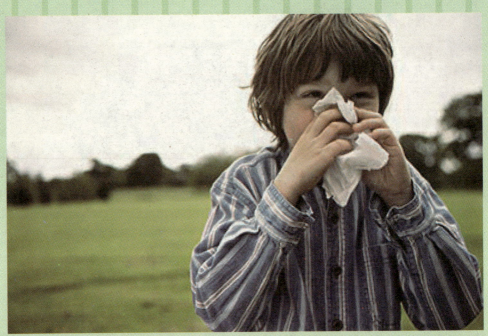

nián mó zhǒng zhàng   bí zi huì fēn mì jiào duō é wài de shuǐ fèn huò nián
黏 膜 肿 胀 ，鼻 子 会 分 泌 较 多 额 外 的 水 分 或 黏

yè yǐ bāng
液 以 帮

zhù wǒ men bǎ
助 我 们 把

sǐ diào de bìng
死 掉 的 病

dú zì rán
毒 自 然

de pái chū tǐ
地 排 出 体

wài rú guǒ
外 。 如 果

liú chū de shì
流 出 的 是

huáng huáng de
黄 黄 的

你 知 道 吗 ？

在我国南方地区，有一种软体动物，俗称"鼻涕虫"，但是鼻涕虫并不是鼻涕中长虫，它的学名叫蛞蝓。它的外表看起来像没壳的蜗牛，身体能分泌黏液，爬行后留下银白色条痕。我国常见的是黄蛞蝓，多生活在阴暗潮湿的环境，夜晚及雨天外出活动。喜食植物的嫩叶嫩芽，是蔬菜、果树、烟草、棉花等的敌害。但黄蛞蝓可入中药，有消肿、止痛、平喘等功能。

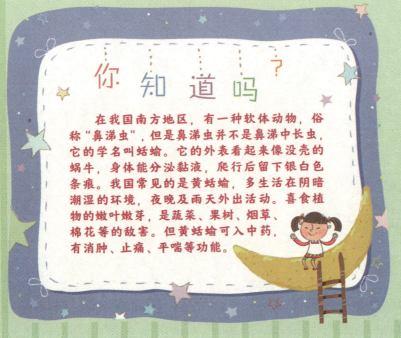

鼻涕，那就说明鼻腔受到了其他细菌或病毒的攻击而发炎。吃热食物流鼻涕，那是因为热的食物的蒸汽刺激了鼻黏膜。流鼻涕最多见于鼻炎、鼻息肉、鼻窦炎等。

鼻子对于我们很重要，鼻子受伤既影响呼吸，又影响嗅觉。所以我们要好好保护我们的鼻子。不要拔剪鼻毛，不要用手抠鼻孔。注意鼻腔的清洁，多用冷水洗鼻子、多呼吸新鲜空气等。

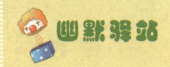

幽默驿站

有一个人的儿子被蚊子叮了，他给儿子风油精并对儿子说："风油精中含有一种东西，蚊子闻了就害怕，就不会来咬你了。"

儿子说："要是它捏着鼻子回来怎么办？"

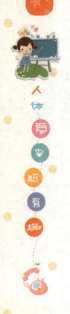

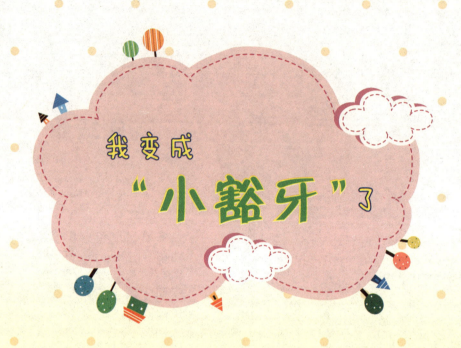

我变成"小豁牙"了

xiǎo míng jīn nián　　　　suì le　　　　tā fā xiàn zì jǐ yǒu kē yá chǐ sōng
小明今年6岁了，他发现自己有颗牙齿松

dòng le　　hòu lái tā zhèng zài chī fàn de shí hou　　tū rán yá chǐ diào le
动了，后来他正在吃饭的时候，突然牙齿掉了

xià lái　　xiǎo míng kàn zhe diào xià lái de yá chǐ hěn hài pà　　mā ma gào
下来。小明看着掉下来的牙齿很害怕，妈妈告

su tā　　bú yòng hài pà　　zhè jiù shì huàn yá de guò chéng
诉他，不用害怕，这就是换牙的过程。

rén de　yì shēng yào shēng zhǎng liǎng tào yá chǐ　　dì yī tào yá chǐ
人的一生要生长两套牙齿。第一套牙齿

shì yīng ér shí qī　　chū shēng sì wǔ gè yuè jiù kāi shǐ shēng zhǎng　　zhǎng dào
是婴儿时期，出生四五个月就开始生长，长到

liǎng suì de shí hou　　jiù huì zhǎng chū　　kē yá chǐ　　zhè xiē yá chǐ
两岁的时候，就会长出20颗牙齿，这些牙齿

叫作乳齿。随着年龄的增加，乳齿无法适应人体的生长发育。从6岁左右开始换牙，乳牙开始生理性脱落，替换乳牙的恒牙相继萌出，到12~13岁时，全部乳牙为恒牙所代替。这便是儿童换牙期。恒牙是我们的第二套牙齿，会伴随我们一生。理论上成年人应该有32颗牙

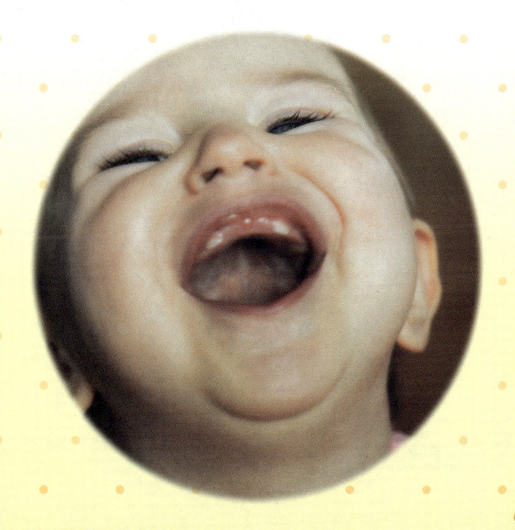

齿，左右对称，每半边上下两排各有2个切牙，1个尖牙，2个双尖牙和3个磨牙，排在最

牙冠　**牙颈**　**牙根**　**下颌骨**

釉质　**牙齿**　**牙腔**　**牙髓**　**牙周膜**　**牙根管**　**黏合质**　**牙根尖孔**

后面的4颗磨牙又叫智齿，很多成人一辈子都不会长智齿，拥有

你知道吗？

为什么人吃酸东西时会"倒牙"？

我们牙齿的最外层是一层保护层，叫牙釉质，它能保护我们的牙齿免受冷、热、酸、甜的刺激。但是，由于平时不注意保护牙釉质，咬较硬的食物，就会硌掉牙釉质，这样牙釉质下面的牙骨质就露出来了。牙骨质一接触到酸的刺激物，便疼痛难忍，它会变"软"，就是我们俗称的"倒牙"。

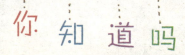

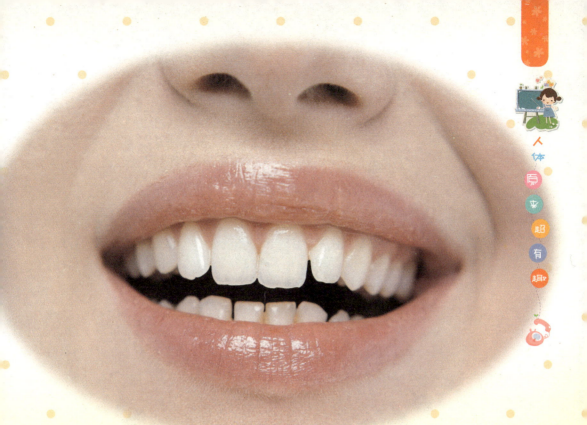

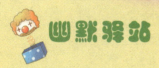

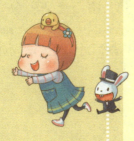

kē yá chǐ   yǒu de rén huì
28颗牙齿，有的人会

zhǎng chū kē   kē
长出1颗、2颗、3

kē   shèn zhì   kē zhì chǐ
颗，甚至4颗智齿，

suǒ yǐ chéng rén yá chǐ de zhèng
所以成人牙齿的正

cháng shù liàng yīng gāi zài   kē
常数量应该在28颗

dào   kē zhī jiān
到32颗之间。

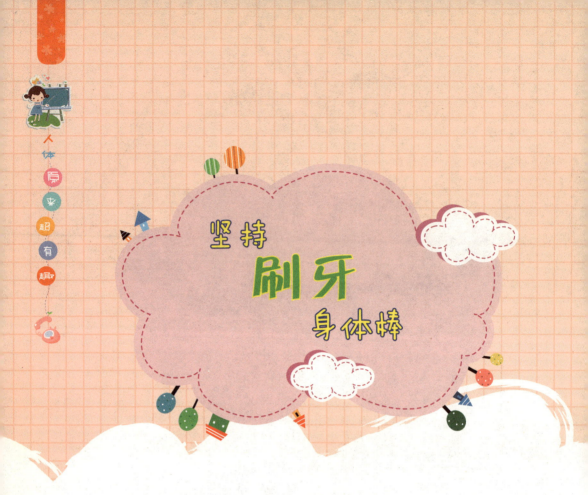

坚持刷牙身体棒

xiǎo míng shì gè huó pō kě ài de hái zi zhè tiān chī wán
小明是个活泼可爱的孩子。这天，吃完
wǎn fàn hòu tā xiǎng tōu lǎn bù shuā yá jiù qù shuì jiào mā ma
晚饭后，他想偷懒不刷牙就去睡觉。妈妈
què gào su tā shuì jiào qián yí dìng yào shuā yá xiǎo míng bù qíng yuàn
却告诉他睡觉前一定要刷牙。小明不情愿
de wèn wèi shén me měi tiān yào shuā yá ne mā ma shuō
地问，"为什么每天要刷牙呢？"妈妈说：
wǒ men chī dōng xi shí huì cán liú yì xiē shí wù zài yá fèng
"我们吃东西时，会残留一些食物在牙缝
lǐ rú guǒ bù jí shí jiā yǐ qīng chú jiù huì sǔn huài wǒ men de
里，如果不及时加以清除，就会损坏我们的
yá chǐ cóng ér yǐn qǐ zhù yá
牙齿，从而引起蛀牙。"

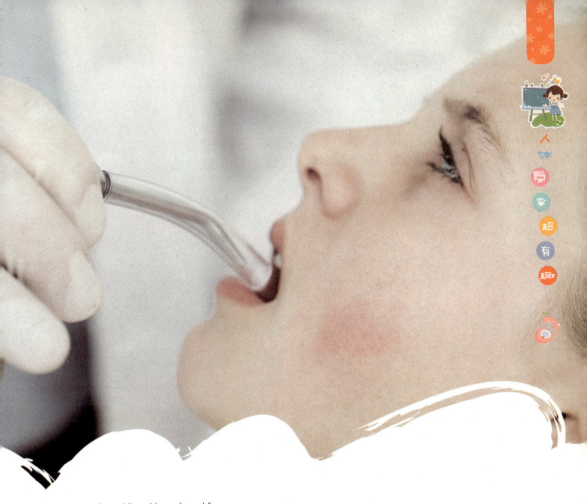

qǔ chǐ shì yá chǐ
龋齿是牙齿

yìng zǔ zhī zhú jiàn
硬组织逐渐

bèi pò huài de
被破坏的

yì zhǒng jí
一种疾

bìng fā bìng
病。发病

kāi shǐ zài yá
开始在牙

guān rú bù jí
冠，如不及

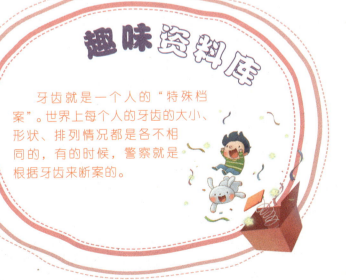

趣味资料库

牙齿就是一个人的"特殊档案"。世界上每个人的牙齿的大小、形状、排列情况都是各不相同的，有的时候，警察就是根据牙齿来断案的。

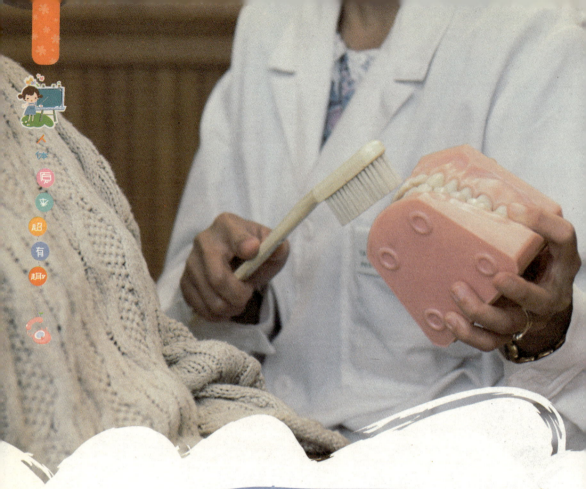

时治疗，
shí zhì liáo

病变继续
bìng biàn jì xù

发展，形
fā zhǎn xíng

成龋洞，
chéng qǔ dòng

终至牙冠
zhōng zhì yá guān

完全破坏
wán quán pò huài

消失。
xiāo shī

你知道吗？

牙科医生建议，一把牙刷使用时间最好不超过3个月。一把牙刷使用1个月后，上面就会繁殖大量的细菌，使用带有细菌的牙刷对人体健康是一种潜在威胁。所以我们注意牙齿清洁，也要注意牙刷清洁，定期更换牙刷。

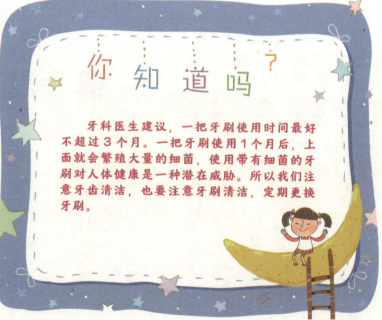

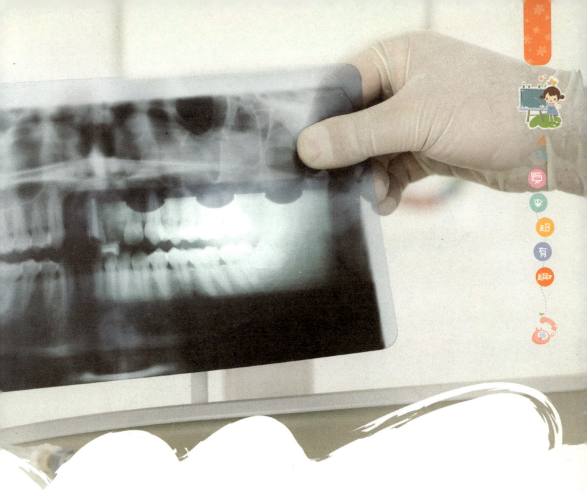

shuā yá kě yǐ bǎo hù yá chǐ　　fáng zhǐ qǔ chǐ de fā shēng　shuā
刷牙可以保护牙齿，防止龋齿的发生。刷

yá shí yào zhù yì fāng fǎ　　yá shuā yīng shùn zhe yá fèng shàng xià lái huí
牙时要注意方法，牙刷应顺着牙缝上下来回

shuā　zhè yàng cái néng bǎ yá fèng lǐ de dōng xi shuā chū lái　rú guǒ héng
刷，这样才能把牙缝里的东西刷出来。如果横

zhe shuā yá　suī rán yá chǐ biǎo miàn néng shuā gàn jìng　dàn yá féng lǐ de
着刷牙，虽然牙齿表面能刷干净，但牙缝里的

dōng xi shuā bù chū lái　bú dàn rú cǐ　shí jiān yì cháng hái huì sǔn
东西刷不出来，不但如此，时间一长还会损

shāng yá yín
伤牙龈。

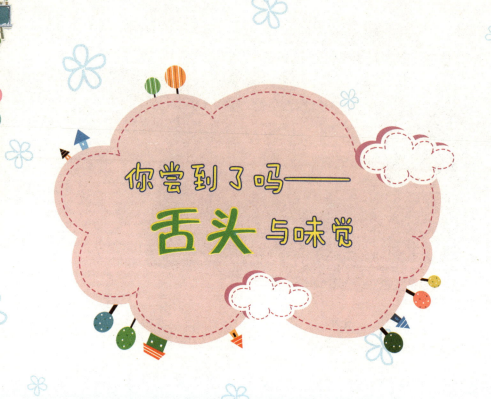

你尝到了吗——
舌头 与味觉

伸出舌头照镜子，我们会发现舌头表面有很多小疙瘩。这些小疙瘩的名字叫味蕾。人吃东西能品尝出酸、甜、苦、辣等味道，是因为舌头上有味蕾。

舌头的不同部位对味觉的感受程度不尽相同，而且味觉也不同。舌尖对甜味最敏感，舌根对苦味最敏感，舌尖两侧对咸味最敏感，中部

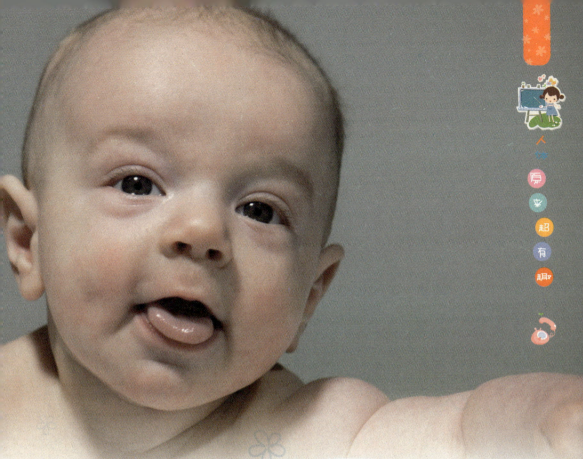

shé tǐ liǎng cè duì suān wèi zuì mǐn
舌体两侧对酸味最敏

gǎn　　yǒu kē xué yán
感。有科学研

jiū biǎo míng　　xián
究表明，咸

wèi chuán dì zuì
味传递最

kuài　　tián wèi
快，甜味

hé suān wèi bú
和酸味不

kuài bú màn
快不慢，

ér kǔ wèi tíng liú
而苦味停留

趣味资料库

刷牙时也要刷舌头。口腔中的细菌会引发口腔异味，由于舌头味蕾高低不平，会藏匿很多的细菌。刷舌面可以在去除细菌的同时保留更多的活性成分。舌蕾样子很像带毛的地毯，清理时要深入其底部。健康的舌头是浅粉色！如果上面有白色的舌苔，就意味着有几百万的细菌一如既往地危害你的健康。

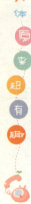

de shí jiān zuì cháng
的时间最长。

shé tou bù jǐn kě lǐng lüè shí wù de gān kǔ　fēng wèi　hái yǒu
舌头不仅可领略食物的甘苦、风味，还有

tiáo jié de zuò yòng　dāng nǐ xǐ huan chī mǒu zhǒng dōng xi shí　chī de
调节的作用。当你喜欢吃某种东西时，吃的

shí jiān cháng le　nǐ jiù huì gǎn dào　shí bù gān wèi　zhè jiù shì
时间长了，你就会感到"食不甘味"，这就是

shuō　shé tou
说，舌头

tí xǐng nǐ
提醒你，

bú yào zài chī
不要再吃

le　pǐn cháng
了。品尝

jiù shì yìng yòng
就是应用

shé tou de zhè
舌头的这

yī tè diǎn
一特点。

你听到了吗——耳朵与听觉

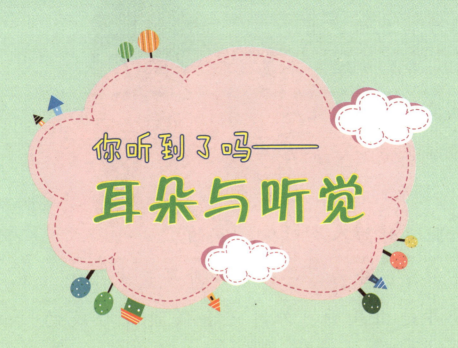

shēng yīn shì yóu yā lì bō gòu chéng de　　tā néng tōng guò kōng qì
声音是由压力波构成的，它能通过空气、

yè tǐ hé gù tǐ chuán bō　　dāng zhè xiē yā lì bō zhuàng jī wài ěr
液体和固体传播。当这些压力波撞击外耳

hòu　　jiù huì huì jí dào ěr dào　　rán hòu dào dá gǔ mó　　bìng dǎo zhì
后，就会汇集到耳道，然后到达鼓膜，并导致

gǔ mó zhèn dòng　　gǔ mó de zhèn dòng yóu zhōng ěr de sān kuài tīng xiǎo gǔ kòng
鼓膜震动。鼓膜的震动由中耳的三块听小骨控

zhì　　dèng gǔ de huó dòng jiù xiàng yí gè huó sāi　　jiāng zhèn dòng chuán gěi nèi
制，镫骨的活动就像一个活塞，将震动传给内

ěr de yè tǐ　　dāng yè tǐ yùn dòng shí　　tā huì cì jī ěr wō nèi de
耳的液体，当液体运动时，它会刺激耳蜗内的

tè shū xiān máo xì bāo　　zhè xiē xiān máo xì bāo fā chū xìn hào yán tīng shén
特殊纤毛细胞。这些纤毛细胞发出信号沿听神

jīng chuán dào dà nǎo　　dà nǎo zài jiāng
经传到大脑，大脑再将

xìn hào zhuǎn huà wéi shēng yīn
信号转化为声音。

ěr duo jiù xiàng yí gè líng
耳朵就像一个灵

mǐn dù jí gāo de mài kè fēng
敏度极高的麦克风，

tā bǔ zhuō yīn bō　　rán hòu zài
它捕捉音波，然后再

yǐ xìn hào de xíng shì chuán sòng zhì
以信号的形式传送至

dà nǎo　　zuò wéi rén lèi tīng jué qì guān de
大脑。作为人类听觉器官的

ěr duo kě yǐ fēn wéi sān bù fen　　jí wài ěr　　zhōng ěr hé nèi ěr
耳朵可以分为三部分，即外耳、中耳和内耳。

wài ěr shì yóu ěr kuò　　wài ěr dào hé gǔ mó suǒ xíng chéng de　　gǔ
外耳是由耳廓、外耳道和鼓膜所形成的，鼓

mó dǔ zhù le wài ěr dào de qióng lóng　　bìng bǎ zhōng ěr yǔ wài ěr
膜堵住了外耳道的穹窿，并把中耳与外耳

fēn gé kāi
分隔开。

zhōng ěr nèi yǒu
中耳内有

sān kuài tīng xiǎo
三块听小

gǔ　　kě jiāng
骨，可将

yīn bō cóng gǔ
音波从鼓

mó chuán sòng dào
膜传送到

nèi ěr　　zài nèi
内耳。在内

你知道吗？

我们常常奇怪为什么有两只眼睛、两个耳朵，而嘴巴只有一个呢？这是因为两个耳朵在头的左右两边，就能通过声音的大小不同来辨别方位，也就是立体的听觉。如果只有一个耳朵，立体感觉就没有了，对声音传来的方向就不能很好地辨别了，这就是双耳效应。

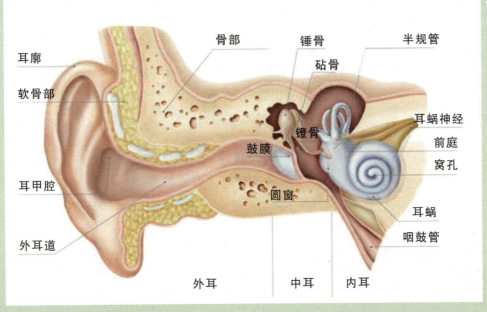

骨部　　　锤骨　　　半规管

砧骨

耳廓

软骨部

镫骨

耳蜗神经

鼓膜

前庭

窝孔

耳甲腔

圆窗

耳蜗

外耳道

咽鼓管

外耳　　　中耳　　　内耳

ěr zhōng　jī xiè cì jī zhuǎn biàn chéng diàn liú cì jī　zài yóu shén jīng
耳中，机械刺激转变成电流刺激，再由神经

chuán dǎo sòng wǎng nǎo bù de
传导送往脑部的

tīng jué zhōng shū
听觉中枢。

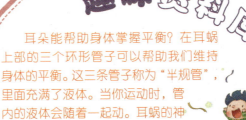

趣味资料库

　　耳朵能帮助身体掌握平衡？在耳蜗上部的三个环形管子可以帮助我们维持身体的平衡。这三条管子称为"半规管"，里面充满了液体。当你运动时，管内的液体会随着一起动。耳蜗的神经末梢此时就可收集到信息，并将其送到大脑。这样，你就能判断自己是向上还是向下，是向前还是向后运动了。

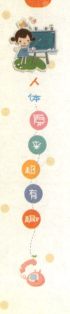

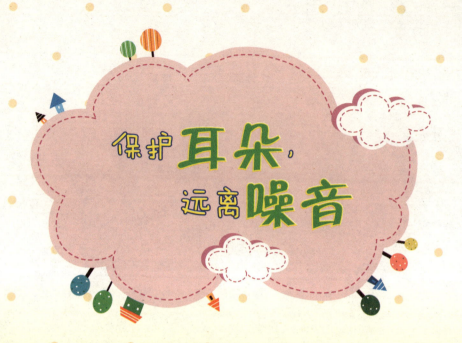

保护**耳朵**，
远离**噪音**

我们都有这样的体会，如果突然听到鞭炮声，耳内会有一段很长的回响，很长时间才会消退。这是因为外界噪声暂时损伤了人们的听觉神经。长时间在这种情况下会造成内耳神经损伤。

耳鸣是听觉功能紊乱而产生的一种症状。耳聋是指听觉功能减退或丧失，轻者为重听，重者为耳聋。耳鸣常与高血压、

神经衰弱或药物中
毒、巨大声音的震
动引起鼓膜缺损有
关。老年性耳聋与动
脉硬化有关。

耳鸣表现多种
多样，有的为一侧耳
鸣，有的则为两侧；
有的间歇出现，有
的持续不停；轻者
安静时方觉耳鸣，

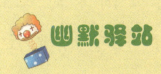

一位妇人跟他丈夫
商量："我想在我的钢
琴上放一座音乐大师的
塑像，你看莫扎特、贝
多芬、李斯特之中谁最
合适？"

丈夫："当然是贝
多芬了。"

她高兴地问："为
什么？"

"因为他听不见
呀！"

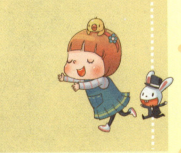

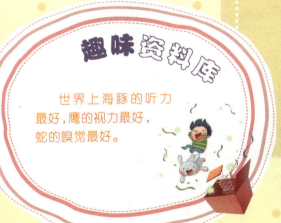

趣味资料库

世界上海豚的听力
最好，鹰的视力最好，
蛇的嗅觉最好。

zhòng zhě shēn chǔ nào shì shí gǎn dào chǎo nào bù ān　　suǒ yǐ zài rì
重者身处闹市时感到吵闹不安。所以在日
cháng shēng huó zhōng wǒ men yào zhù yì bǎo hù ěr duo　　yuǎn lí zào
常生活中我们要注意保护耳朵，远离噪
yīn de wēi hài
音的危害。

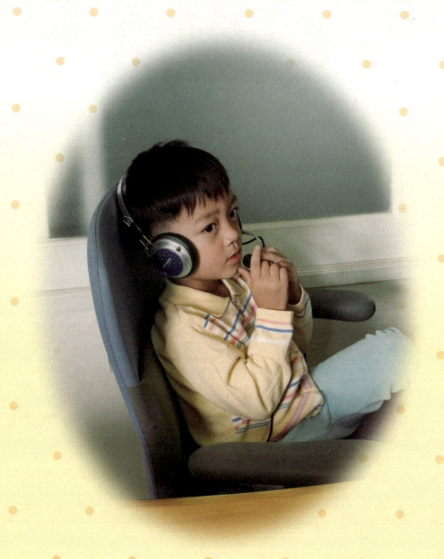

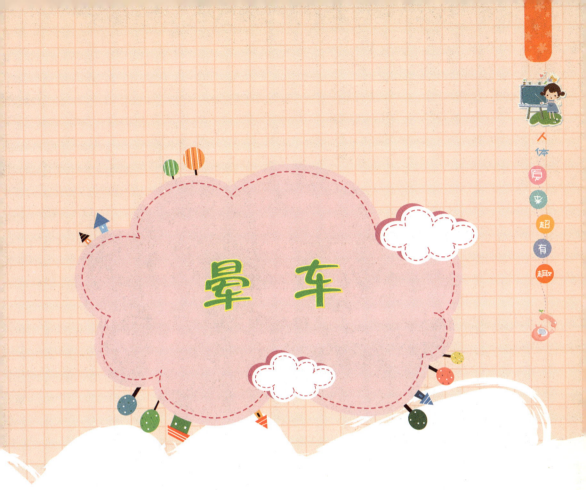

晕车

专家将晕车、晕船等症状统称为运动病，确切地讲运动病并不是真正的疾病，与通常意义上的疾病有所不同，它是因为内耳平衡感受器失去平衡引起的。汽车行进中速度不断改变，加上有时还要紧急刹车，这样长时间强烈震动，便可能使内耳平衡感受器受到刺激，产生过敏反应，造成神经功能

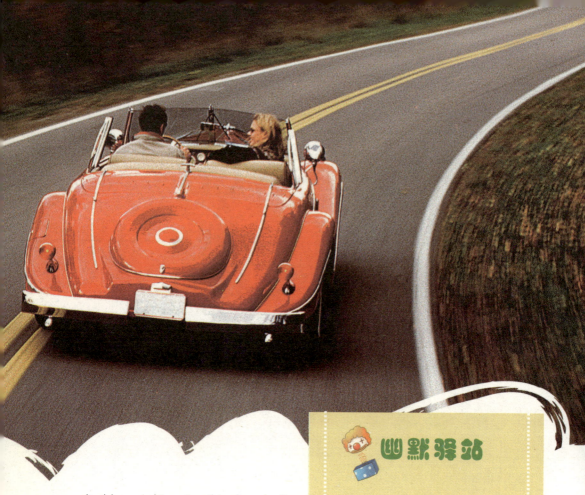

异常，呼吸急促、呕吐、眩晕、出冷汗、面色发白等晕车症状便产生了。

因此就不存在真正意义上的根治或治愈措施，现有的各

幽默驿站

交警抓住了一个交通肇事的司机，司机摇摇晃晃地站在他面前。交警看着他的样子，摇摇头说："又是一个酒后驾车的。"司机努力站稳后说："不，我没有喝酒，只不过是有点晕车而已。"

种防治方法都是暂时缓解症状或延缓它的发生。最好的办法是经常参加有助于调节人体位置平衡的体育锻炼，如滚轮、秋千、软梯、单双杠、垫上滚翻等运动项目，都能提高平衡器官对不规则体位改变的适应能力，达到预防晕车、晕船的目的。

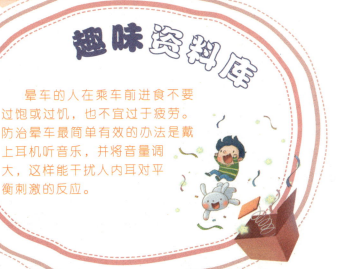

趣味资料库

晕车的人在乘车前进食不要过饱或过饥，也不宜过于疲劳。防治晕车最简单有效的办法是戴上耳机听音乐，并将音量调大，这样能干扰人内耳对平衡刺激的反应。

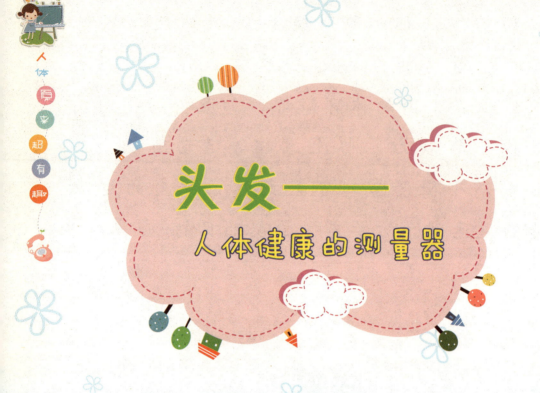

头发——
人体健康的测量器

头发是指生长在头部的毛发。头发不是器官，不含神经、血管和细胞。头发除了使人增加美感之外，主要是保护头脑。细软蓬松的头发具有弹性，可以抵挡较轻的碰撞，还可以帮助头部汗液的蒸发。

头发是人体健康的测量器。头发的荣枯，在一定程度上反映出身体的营养与健康状

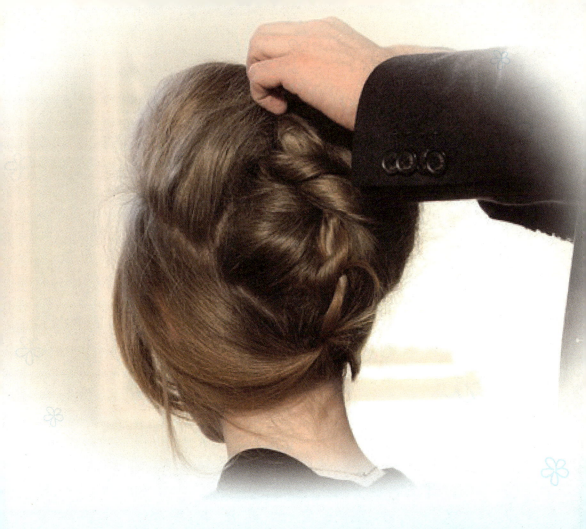

态。人体每根头发都有一个毛囊，毛囊的基底部有个毛乳头突入毛根末端膨大的毛球内，毛乳头内有血管供应头发的营养，毛乳头周围聚集着毛母角化细胞与毛母色素细胞。前者分泌一种叫角朊的硬蛋白质，合成头发，使头发茂盛；后者分泌黑色素，合成色素颗粒，

使头发乌黑。
如毛母细
胞得不
到制造
头发的
各种营
养，头发
就会枯焦、早
白、稀疏或脱落。

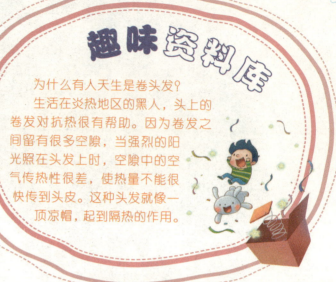

趣味资料库

为什么有人天生是卷头发？
生活在炎热地区的黑人，头上的卷发对抗热很有帮助。因为卷发之间留有很多空隙，当强烈的阳光照在头发上时，空隙中的空气传热性很差，使热量不能很快传到头皮。这种头发就像一顶凉帽，起到隔热的作用。

每个人约有10万根头发，每根头发寿命为2—6年。头发的生长速度与年龄、季节有

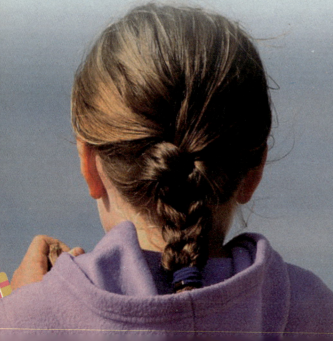

关。15—30岁为头发生长的旺盛期，夏天比冬天长得快些。在所有毛发中，头发的长度最长，尤其是女子留长发者，有的可长到90—100厘米，甚至150厘米，但一般不会超出200厘米。

人体的某些疾病或精神状态，也常常从头发的变化上反映出来。

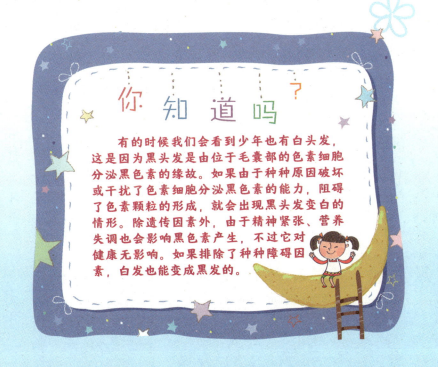

你知道吗？

有的时候我们会看到少年也有白头发，这是因为黑头发是由位于毛囊部的色素细胞分泌黑色素的缘故。如果由于种种原因破坏或干扰了色素细胞分泌黑色素的能力，阻碍了色素颗粒的形成，就会出现黑头发变白的情形。除遗传因素外，由于精神紧张、营养失调也会影响黑色素产生，不过它对健康无影响。如果排除了种种障碍因素，白发也能变成黑发的。

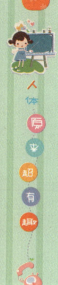

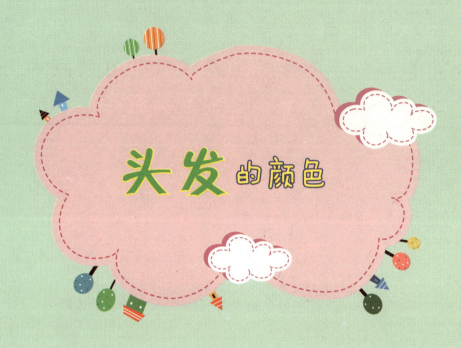

头发的颜色

据研究，头发的颜色是由头发内部含有的色素种类不同而存在着差异。头发中含有三种色素，它们分别是优黑色素、红黑色素和嗜黑色素。这三种色素的颜色是不同的。

由于头发中所含上述色素的比例不同，也就会有不同颜色的头发了。由于种族不同，我们人类的头发就有黑色、黄色、红色

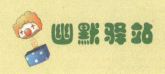

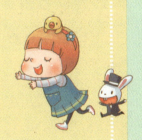

和棕褐色之分。大
体上看，黄种人的
头发是黑色的；而白
种人的头发是金黄
色的。

形成头发颜色差
异的根本原因在于人
类的进化和遗传因
素，这与肤色不同的

趣味资料库

西方人多生活在日光稀少
的寒带地区，紫外线较少，皮
肤和毛发内黑色素含量较少，
久而久之便形成了金黄色
的头发。这是人类进化、
适应自然的结果。

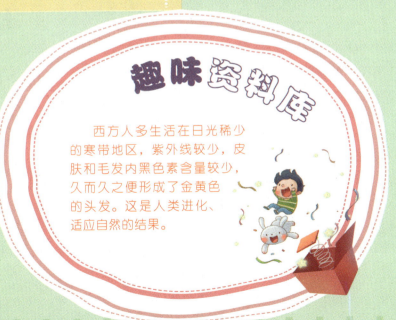

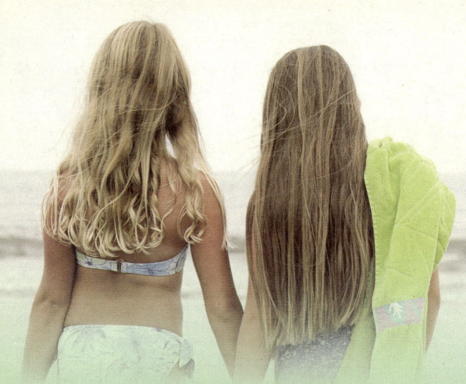

道理是一样的。因为，黄种人长期生活在
阳光充足的热带和亚热带地区，较强的紫
外线照射使得祖先的皮肤及毛发中黑色素含
量增多，以对自身进行保护。这样，一代一
代地遗传下来，头发就是黑色的了。

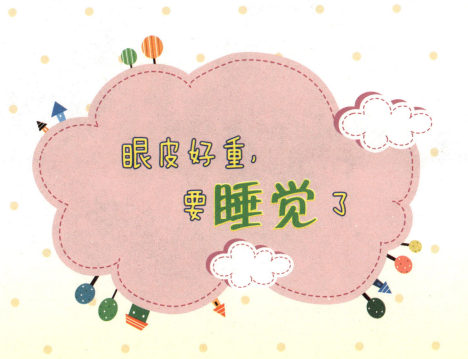

眼皮好重，
要**睡觉**了

shuì mián shì gāo děng jǐ zhuī dòng wù zhōu qī xìng chū xiàn de yì zhǒng zì
睡眠是高等脊椎动物周期性出现的一种自
fā de hé kě nì de jìng xī zhuàng tài biǎo xiàn wéi jī tǐ duì wài jiè cì
发的和可逆的静息状态，表现为机体对外界刺
jī de fǎn yìng xìng jiàng dī hé yì shí de zàn shí zhōng duàn rén de yì shēng
激的反应性降低和意识的暂时中断。人的一生
dà yuē yǒu de shí jiān shì zài shuì mián zhōng dù guò de dāng rén men
大约有1/3的时间是在睡眠中度过的。当人们
chǔ yú shuì mián zhuàng tài zhōng shí kě yǐ shǐ rén men de dà nǎo hé shēn
处于睡眠状态中时，可以使人们的大脑和身
tǐ dé dào xiū xi xiū zhěng hé huī fù shuì mián yǒu zhù yú rén men rì
体得到休息、休整和恢复。睡眠有助于人们日
cháng de gōng zuò hé xué xí kē xué tí gāo shuì mián zhì liàng shì rén men
常的工作和学习。科学提高睡眠质量，是人们

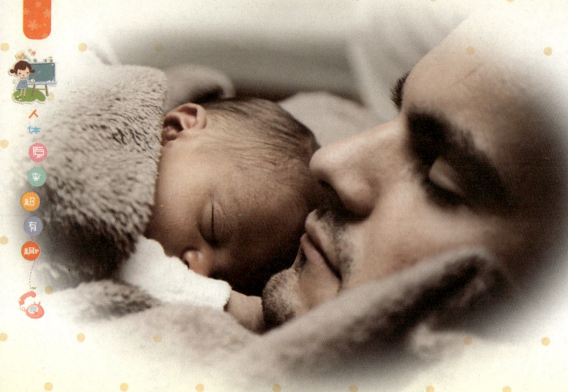

正常工作学习生活的保障。

睡眠是由于身体内部的需要，使感觉活动和运动性活动暂时停止，给予适当刺激就能使其立即觉醒的状态。人们认识了脑电活动后，认为睡眠是由于脑的功能活动而引起的动物生理性活动低下，给予适当刺激可使之达到完全清醒的状态。

睡眠是一种主动过程，是恢复精力所必需的休息，有专门的中枢管理睡眠与觉醒，睡时人脑只是换了一个工作方式，使能量得到贮存，有利于精神和体力的恢复；而适当的睡眠是最好的休息，既是维护健康和体力的基础，也是取得高度生产能力的保证。

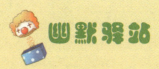
一个顾客气愤地跑进裁缝店，指着店主给他设计的时装说："我站在街道拐角打哈欠，两个人把信塞进我嘴里！"

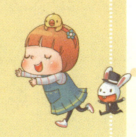

你 知 道 吗 ？

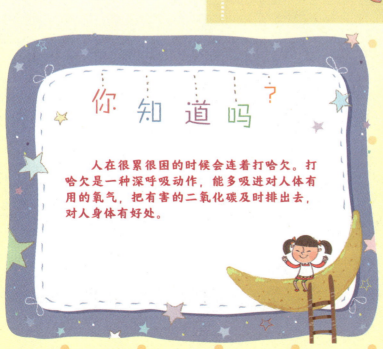

人在很累很困的时候会连着打哈欠。打哈欠是一种深呼吸动作，能多吸进对人体有用的氧气，把有害的二氧化碳及时排出去，对人身体有好处。

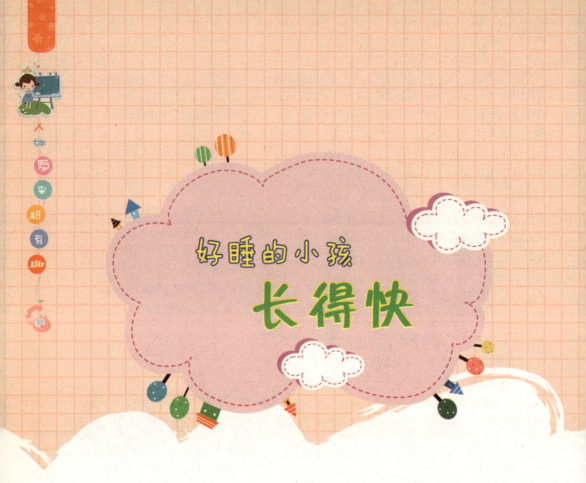

好睡的小孩长得快

睡眠是人体生活的一个重要组成部分。美国科学家证实：睡眠除了可以解除疲劳，使人体产生新活力，还与提高免疫力，增强抵抗疾病的能力有着密切关系。

经过睡眠可以使体力和精力得到恢复，能够以更饱满的精力和热情投入生活，投入工作，投入创造。

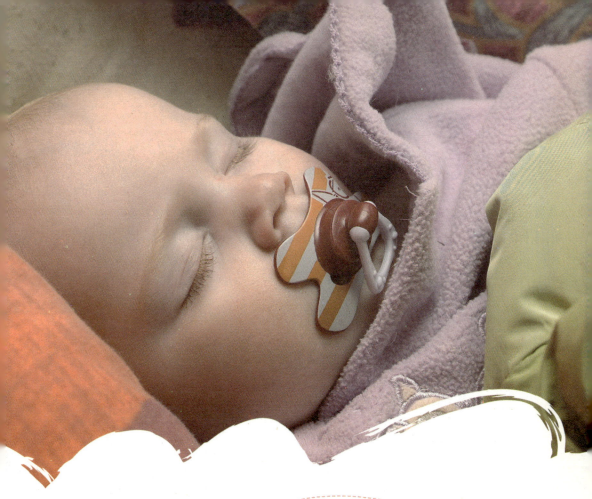

民间有
谚语说，
"好睡的
小孩长
得快"。
人在睡眠
时，特别是熟

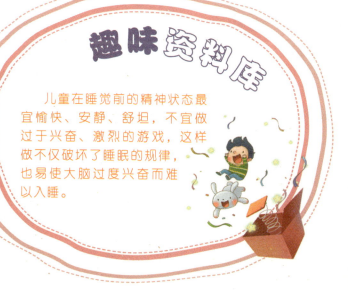

趣味资料库

儿童在睡觉前的精神状态最宜愉快、安静、舒坦，不宜做过于兴奋、激烈的游戏，这样做不仅破坏了睡眠的规律，也易使大脑过度兴奋而难以入睡。

^{shuì shí} ^{nǎo nèi yí gè jiào nǎo chuí tǐ de zǔ zhī fēn mì yì zhǒng jiào}
睡时，脑内一个叫脑垂体的组织分泌一种叫

^{shēng zhǎng jī sù de nèi fēn mì jī sù zài shēn shuì mián jiē}
"生长激素"的内分泌激素。在深睡眠阶

^{duàn chuí tǐ hé chéng shēng zhǎng jī sù zēng duō nǎo nèi dàn bái zhì}
段，垂体合成生长激素增多，脑内蛋白质

^{de hé chéng sù dù jiā kuài yǒu lì yú shén jīng xì bāo jiān jiàn lì}
的合成速度加快，有利于神经细胞间建立

^{lián xì yǒu lì yú ér tóng zhì lì fā yù}
联系，有利于儿童智力发育。

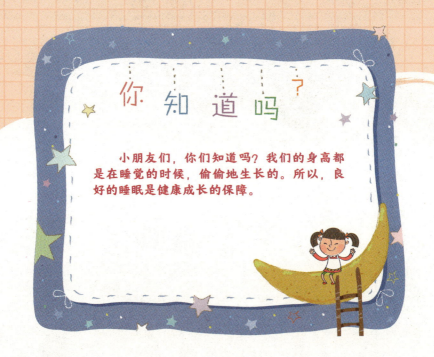

你 知 道 吗？

小朋友们，你们知道吗？我们的身高都是在睡觉的时候，偷偷地生长的。所以，良好的睡眠是健康成长的保障。

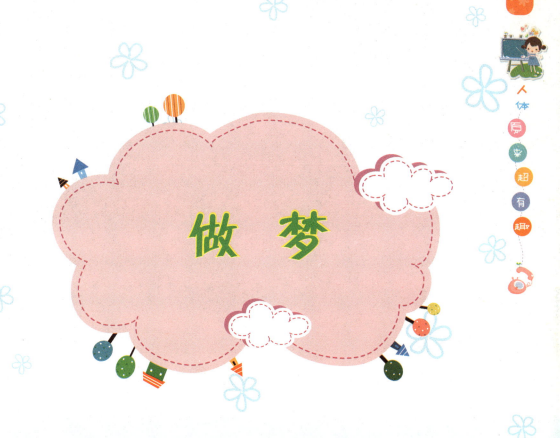

做梦

dāng rén shuì zháo zhī hòu　　 dà nǎo de dà bù fen pí céng de xì
当人睡着之后，大脑的大部分皮层的细

bāo xiū xi le　　 kě réng yǒu yí bù fen shén jīng xì bāo chǔ yú xīng fèn
胞休息了，可仍有一部分神经细胞处于兴奋

zhuàng tài　　 zhèng shì zhè ge yuán yīn　　 rén de nǎo hǎi zhōng biàn chǎn shēng
状态，正是这个原因，人的脑海中便产生

le mèng　　 mèng lí bù kāi rì cháng shēng huó　　 yǒu xiē mèng　　 wǎng wǎng
了梦。梦离不开日常生活。有些梦，往往

yǔ zì shēn jīng lì zhōng yǒu shēn kè yìn xiàng de shì qing mì qiè xiāng guān
与自身经历中有深刻印象的事情密切相关，

huò zhě shòu dào xiǎo shuō　　 diàn shì　　 diàn yǐng zhōng mǒu xiē qíng jié de yǐng
或者受到小说、电视、电影中某些情节的影

xiǎng　　 hái yǒu yì xiē mèng　　 shì yīn wèi shēn tǐ mǒu bù fen shòu dào cì
响。还有一些梦，是因为身体某部分受到刺

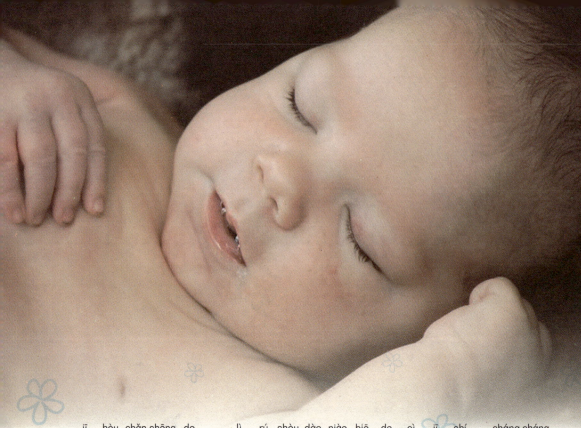

jī hòu chǎn shēng de　　　lì rú shòu dào niào biē de cì jī shí　cháng cháng
激后产生的。例如受到尿憋的刺激时，常常

huì mèng dào cè
会梦到厕

suǒ 　　　xíng
所。形

chéng mèng de
成梦的

lìng yī yuán yīn
另一原因

shì qiáng liè de
是强烈的

yuàn wàng 　liàn
愿望。恋

ài shí 　　mèng
爱时，梦

zhōng jīng cháng
中经常

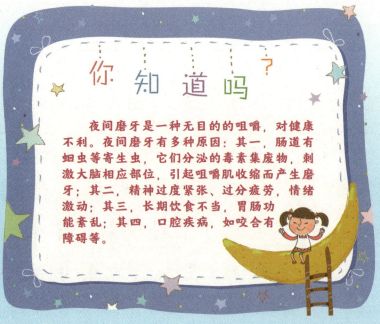

你知道吗？

　　夜间磨牙是一种无目的的咀嚼，对健康不利。夜间磨牙有多种原因：其一，肠道有蛔虫等寄生虫，它们分泌的毒素集废物，刺激大脑相应部位，引起咀嚼肌收缩而产生磨牙；其二，精神过度紧张、过分疲劳，情绪激动；其三，长期饮食不当，胃肠功能紊乱；其四，口腔疾病，如咬合有障碍等。

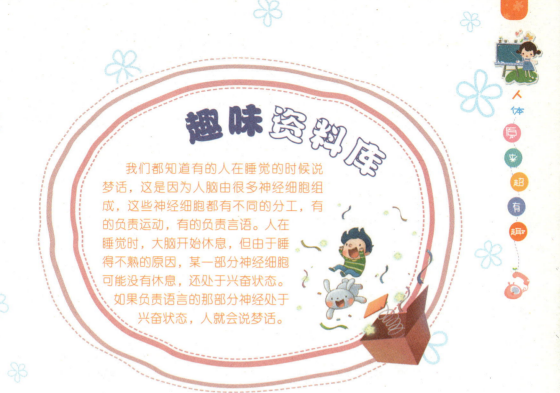

趣味资料库

我们都知道有的人在睡觉的时候说梦话，这是因为人脑由很多神经细胞组成，这些神经细胞都有不同的分工，有的负责运动，有的负责言语。人在睡觉时，大脑开始休息，但由于睡得不熟的原因，某一部分神经细胞可能没有休息，还处于兴奋状态。如果负责语言的那部分神经处于兴奋状态，人就会说梦话。

huì chū xiàn liàn rén de shēn yǐng　　dāng tè bié xiǎng dào mǒu gè dì
会 出 现 恋 人 的 身 影 。 当 特 别 想 到 某 个 地
fang qù wán　　huò tè bié xiǎng chī mǒu yàng dōng xi shí　　zài mèng
方 去 玩 ， 或 特 别 想 吃 某 样 东 西 时 ， 在 梦
zhōng jiù jīng cháng huì rú yuàn yǐ cháng　　suǒ yǐ　　ào dì lì zhù
中 就 经 常 会 如 愿 以 偿 。 所 以 ， 奥 地 利 著
míng xīn lǐ xué jiā xī gé méng tè　　fú luò yī dé tí chū
名 心 理 学 家 西 格 蒙 特 · 弗 洛 伊 德 提 出 ，
mèng shì yuàn wàng de dá chéng
梦 是 愿 望 的 达 成 。

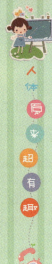

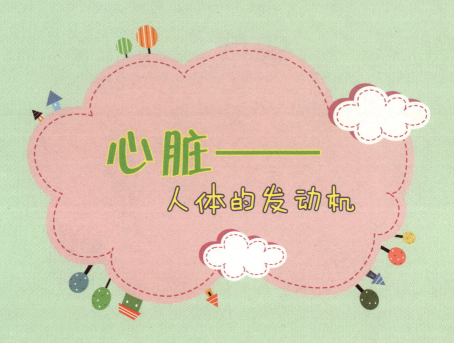

心脏——
人体的发动机

心脏是人和脊椎动物身体中最重要的一个器官，主要功能是提供压力，把血液运行至身体各个部分。人类的心脏位于胸腔中部偏左，体积约相当于一个拳头大小，重量约350克。女性的心脏通常要比男性的体积小且重量轻。人的心脏外形像桃子，位于横膈之上，两肺间而偏左。

心脏由心肌构成，左心房、左心室、右心

fáng yòu xīn shì sì gè qiāng
房、右心室四个腔
zǔ chéng xīn zàng de
组成。心脏的
tiào dòng shì wèi
跳动是为
le bǎo zhàng
了保障
shēn tǐ gè
身体各
qì guān dé dào
器官得到
zhèng cháng de yǎng
正常的养
fèn xīn zàng zhǐ yǒu
分。心脏只有

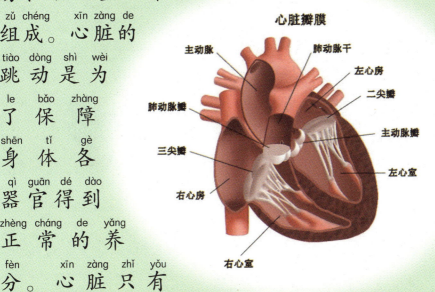

心脏瓣膜

主动脉　肺动脉干
　　　　　左心房
肺动脉瓣　　二尖瓣
　　　　　　主动脉瓣
三尖瓣　　　左心室
右心房
右心室

bú duàn de shōu suō hé shū zhāng   xuè yè cái néng chuān liú bù xī de yùn
不断地收缩和舒张，血液才能川流不息地运
xíng   ér dà liàng xuè yè liú jīng xīn zàng   tā běn shēn yě huò dé le
行。而大量血液流经心脏，它本身也获得了
gèng duō de yíng yǎng   yóu yú xīn zàng bú duàn yǒu yǎng fèn gōng yìng   tā
更多的营养。由于心脏不断有养分供应，它
yòu néng jìn xíng zì shēn   xiāo huà   xī shōu   suǒ yǐ xīn zàng cái
又能进行自身"消化""吸收"，所以心脏才
huì bù zhī pí juàn de tiào dòng
会不知疲倦地跳动。
wèi shén me ér tóng de xīn zàng bǐ chéng rén tiào de kuài   rén de nián
为什么儿童的心脏比成人跳得快？人的年
líng yuè xiǎo   xīn zàng tiào dòng de yuè kuài   rú   yīng ér měi fēn zhōng
龄越小，心脏跳动得越快。如：婴儿每分钟
tiào   cì   suì ér tóng měi fēn zhōng tiào   cì   chéng rén zài
跳180次，10岁儿童每分钟跳90次，成人在
cì zuǒ yòu   zhè shì wèi shén me ne   yuán lái   ér tóng zhèng chǔ
70次左右。这是为什么呢？原来，儿童正处

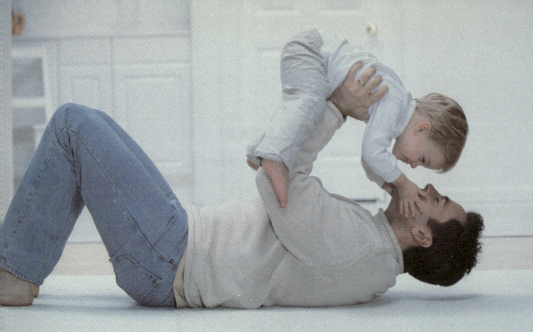

在成长发育阶段，活动量非常大，需要充足的氧气和养料。这样，为满足需要，心脏就要加快跳动，通过大小动脉血管，将携带着大量新鲜氧气和各种营养物质的血液，输送到身体的各个器官，供给身体所需要的各种养料。

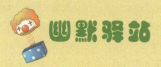

幽默驿站

小明上二年级，认识很多字了。一天和奶奶到医院看病，看见墙上贴着大幅的宣传画：心脏病的急救。小明认真地看了看，回头对奶奶说："奶奶，心脏了，用水洗洗就干净了，还用看医生吗？"

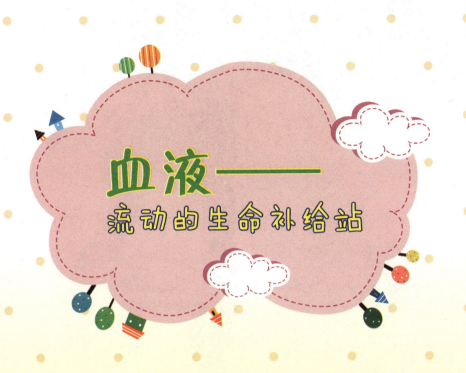

血液——
流动的生命补给站

血液流遍全身每个角落，供给组织、细胞赖以生存的营养和氧气。血液里有红细胞，执行携送氧气和二氧化碳的作用。白细胞是机体内的"卫士"；人体在复杂的自然界中生活，不可能不发生碰碰撞撞，血管也免不了损伤出血，这时血小板就发挥了作用，起到凝血，"修补"血管的作用。

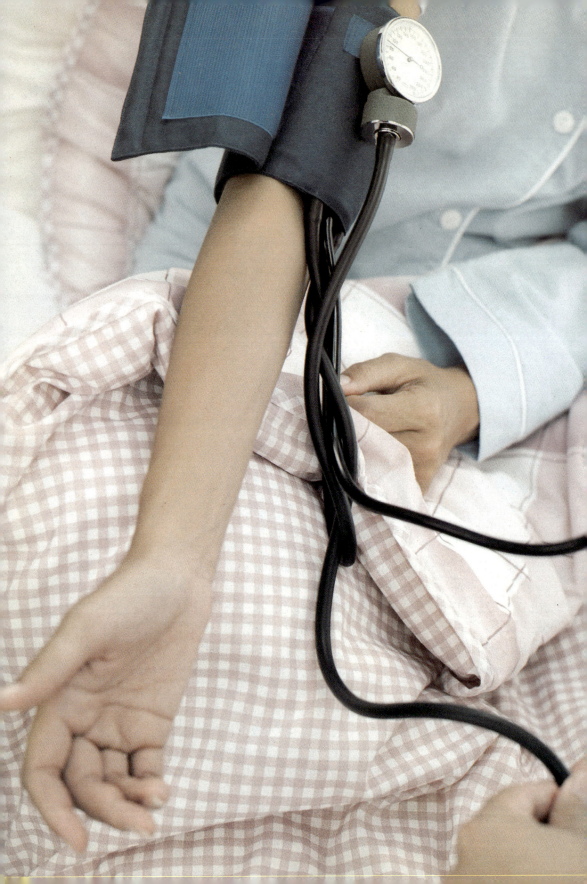

血液
还有蛋白
质、维生
素、糖、
脂类和无
机盐等
许多营养
成分，它

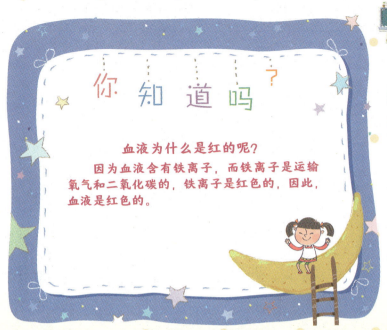

你知道吗？

血液为什么是红的呢？
因为血液含有铁离子，而铁离子是运输
氧气和二氧化碳的，铁离子是红色的，因此，
血液是红色的。

们不但起到向组织细胞供应营养的作用，
而且还起着维持机体内酸、碱平衡和水电
介质平衡的作用。例如没有血液的调节，

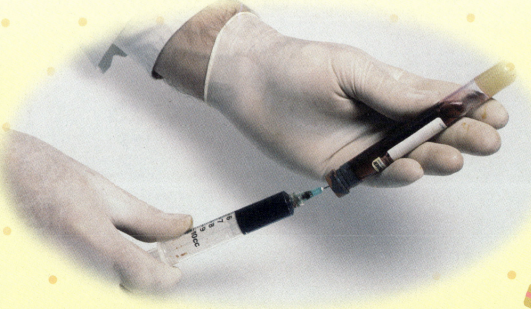

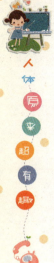

就会引起不是酸中毒就是碱中毒，使人丧失意识，甚至死亡，还会引起脱水或者发生水肿。有了血液的作用，组织中水分多了，它就会把多余的水吸收到血管里，组织中缺水了，它就把自身的水贡献出去。另外，还有一个重大作用，血液里有好几种免疫球蛋白，它们专门提高人对病菌的免疫能力，起到破坏、抑制、消灭病菌和毒物的作用。

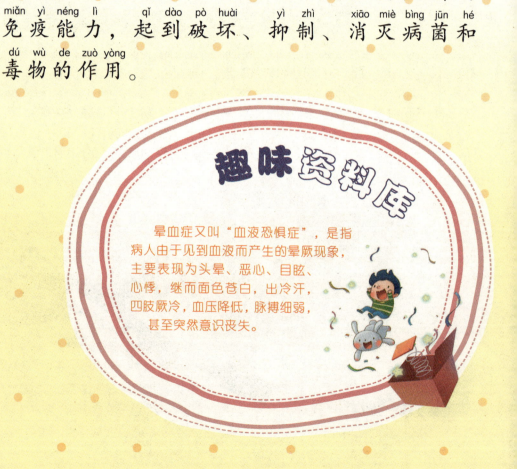

趣味资料库

晕血症又叫"血液恐惧症"，是指病人由于见到血液而产生的晕厥现象，主要表现为头晕、恶心、目眩、心悸，继而面色苍白，出冷汗，四肢厥冷，血压降低，脉搏细弱，甚至突然意识丧失。

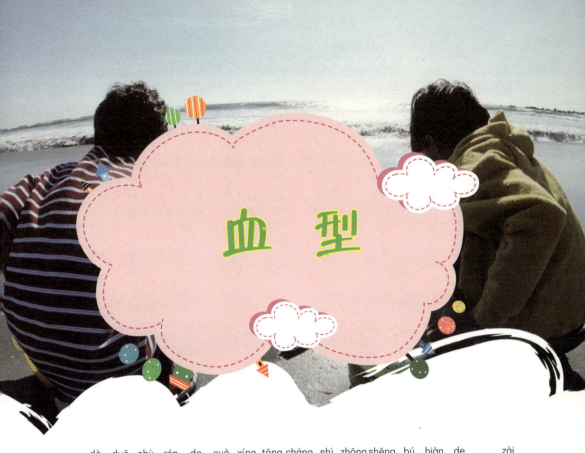

血型

大多数人的血型通常是终生不变的。在一般情况下，人的血型自受精卵形成时产生，一直保持到生命的终结而不改变。但是，在特定情况下，一个人的血型可以发生改变。一个人患了血液病，如白血病或再生障碍性贫血，需要移植他人的骨髓造血干细胞，移植后，患者的血型就有可能改变。

rì běn
日本
de xué zhě jīng
的学者经
guò duō nián yán
过多年研
jiū rèn wéi
究，认为
xuè xíng yǒu qí
血型有其
yǒu xíng wù zhì
有形物质
hé wú xíng
和无形
qì zhì liǎng
气质两

人体 写文 超有 超

你知道吗？

人们大多知道血型有四种类型，即 A 型、B 型、O 型、AB 型。其实，血型远不止这四种类型，而是有数十种类型，系统十分庞大和复杂。Rh 阴性血比较罕见，是非常稀有的血液种类，所以又被称为"熊猫血"，其中 AB 型 Rh 阴性血更加罕见。

fāng miàn de zuò yòng
方面的作用。
qì zhì shì wú xíng chéng fèn
气质是无形成分，
xuè xíng de qì zhì
血型的气质
biǎo xiàn jiù shì zhè lèi xuè xíng
表现，就是这类血型
de rén tè dìng de sī wéi
的人特定的思维
fāng shì xíng wéi jǔ
方式、行为举
zhǐ tán tǔ fēng
止、谈吐风
dù děng shì shēng
度等，是生
wù yí chuán de jié
物遗传的结
guǒ bǐ rú xíng
果。比如 O 型
xuè de rén de xìng gé tè
血的人的性格特

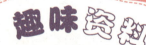

中国人的血型分布比例：根据不完全统计，中国人血型中 A 型血型占 28%，B 型血型占 24%，O 型血型占 41%，AB 型血型占 7%。O 型血型由华南地区到华北地区比例递减，O 型血型是东南亚的代表性血型。

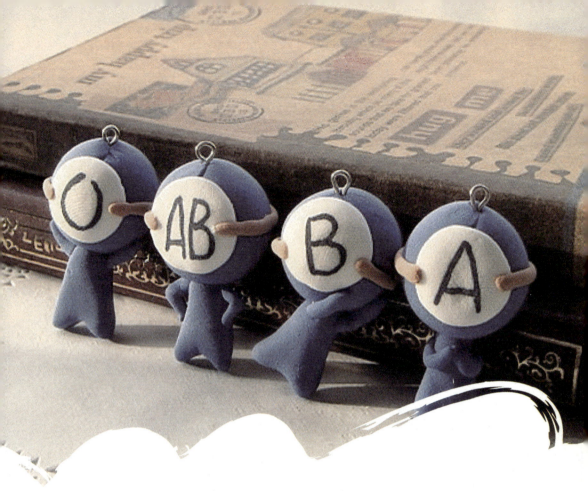

zhēng shì rè qíng tǎn chéng shàn liáng tā shí kǔ gàn xíng
征是热情、坦诚、善良、踏实苦干。B型

xuè de rén cōng míng sī lù guǎng tuò zhǎn lì qiáng zuì pà shòu yuē
血的人聪明、思路广、拓展力强、最怕受约

shù xuè xíng yǔ xìng gé de guān xì chú le yí chuán yīn sù jué
束。血型与性格的关系，除了遗传因素决

dìng qí běn zhì wài hái shòu chū shēng dì shēng zhǎng xué xí
定其本质外，还受出生地、生长、学习、

gōng zuò huán jìng de yǐng xiǎng shòu zhe zhōu wéi rén hé shì de yǐng xiǎng
工作环境的影响，受着周围人和事的影响，

suǒ yǐ xìng gé cái qiān chā wàn bié
所以性格才千差万别。

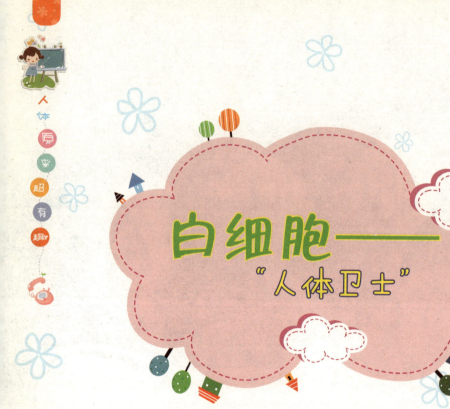

白细胞——"人体卫士"

白细胞，旧称白血球，血液中的一类细胞。白细胞也通常被称为免疫细胞。在显微镜下可以看到，血细胞中体积比较大、数量比较少，具有细胞核。其主要作用是吞噬细菌、防御疾病。

白细胞是人体与疾病斗争的"卫士"。当病菌侵入人体时，白细胞能通过变形而穿过毛

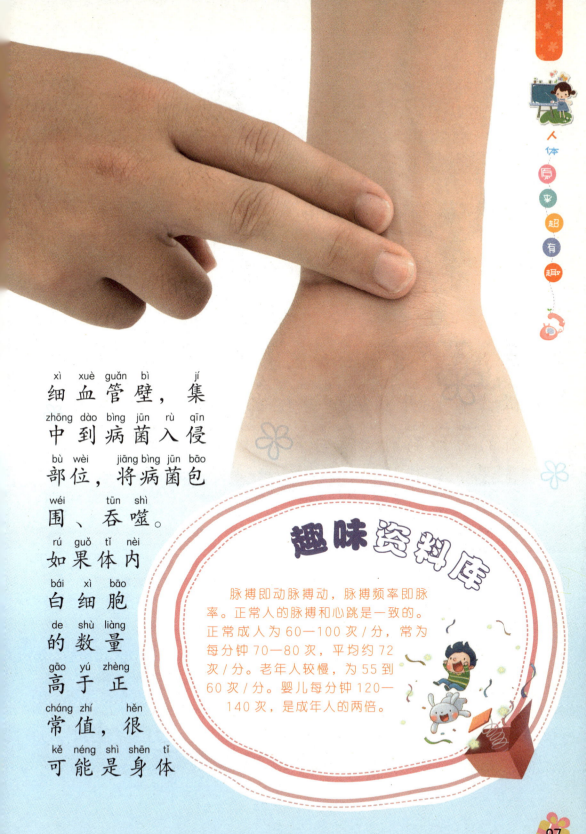

xì xuè guǎn bì, jí
细血管壁，集
zhōng dào bìng jūn rù qīn
中到病菌入侵
bù wèi jiāng bìng jūn bāo
部位，将病菌包
wéi tūn shì
围、吞噬。
rú guǒ tǐ nèi
如果体内
bái xì bāo
白细胞
de shù liàng
的数量
gāo yú zhèng
高于正
cháng zhí hěn
常值，很
kě néng shì shēn tǐ
可能是身体

趣味资料库

脉搏即动脉搏动，脉搏频率即脉率。正常人的脉搏和心跳是一致的。正常成人为60—100次/分，常为每分钟70—80次，平均约72次/分。老年人较慢，为55到60次/分。婴儿每分钟120—140次，是成年人的两倍。

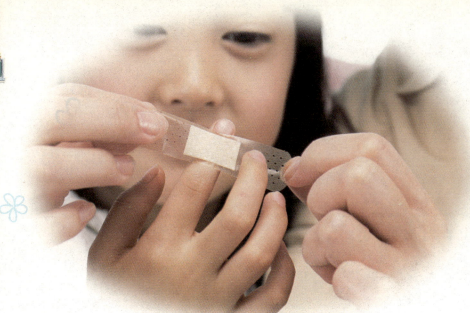

yǒu le yán zhèng　yǒu de bái xì bāo néng shí bié xì jūn yǐn qǐ jí bìng de
有了炎症。有的白细胞能识别细菌引起疾病的

wēi shēng wù　bìng qiě tí xǐng shēn tǐ tā zhèng zài zāo shòu de qīn hài
微生物，并且提醒身体它正在遭受的侵害；

yǒu de bái xì bāo zé hán yǒu yǔ jí bìng zuò dòu zhēng de huà xué wù zhì
有的白细胞则含有与疾病做斗争的化学物质；

cǐ wài　hái yǒu
此外，还有

yì xiē bái xì bāo
一些白细胞

néng bāo wéi hé
能 包 围 和

shā sǐ rén tǐ nèi
杀死人体内

de yǒu hài wēi
的 有 害 微

shēng wù
生物。

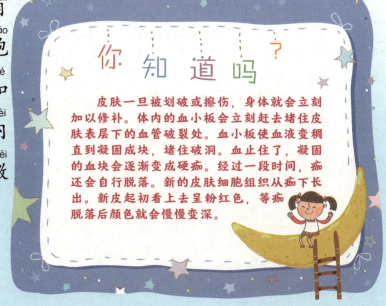

你 知 道 吗？

皮肤一旦被划破或擦伤，身体就会立刻加以修补。体内的血小板会立刻赶去堵住皮肤表层下的血管破裂处。血小板使血液变稠直到凝固成块，堵住破洞。血止住了，凝固的血块会逐渐变成硬痂。经过一段时间，痂还会自行脱落。新的皮肤细胞组织从痂下长出。新皮起初看上去呈粉红色，等痂脱落后颜色就会慢慢变深。

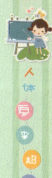

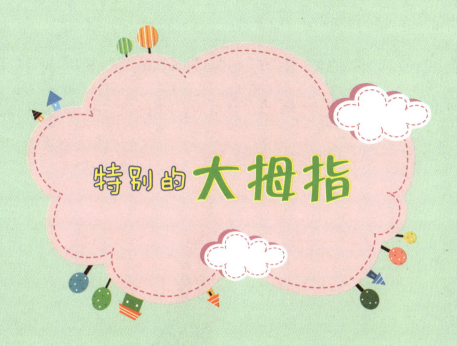

特别的大拇指

wǒ men jiāng shǒu zhǎng de dì yī gè zhǐ tou　　zuì cū ér duǎn de
我们将手掌的第一个指头，最粗而短的
shǒu zhǐ chēng wéi dà mǔ zhǐ　　zài rén lèi jìn huà de guò chéng zhōng　　yóu
手指称为大拇指。在人类进化的过程中，由
yú jīng cháng láo dòng hé shǐ yòng gōng jù　　dà mǔ zhǐ biàn dé shí fēn cū
于经常劳动和使用工具，大拇指变得十分粗
zhuàng yǒu lì　　zài rén de shǒu zhǎng chù　　hái chǎn shēng le yì xiē fā
壮有力，在人的手掌处，还产生了一些发
dá de dà yú jì jī ròu　　shǐ dà mǔ zhǐ jì néng dú lì gōng zuò
达的大鱼际肌肉，使大拇指既能独立工作，
yòu néng yǔ qí tā sì zhǐ xié tóng gōng zuò
又能与其他四指协同工作。

kě shì　　dà mǔ zhǐ wèi hé zhǐ yǒu liǎng jié ne　　kē xué jiā
可是，大拇指为何只有两节呢？科学家

说，之所以形成这样的结构，是因为这样的结构最适宜于劳动与活动。如果大拇指由一节组成，它与其他四指就无法较好地配合进行抓握物体等活动；如果是三节的话，它又会显得太

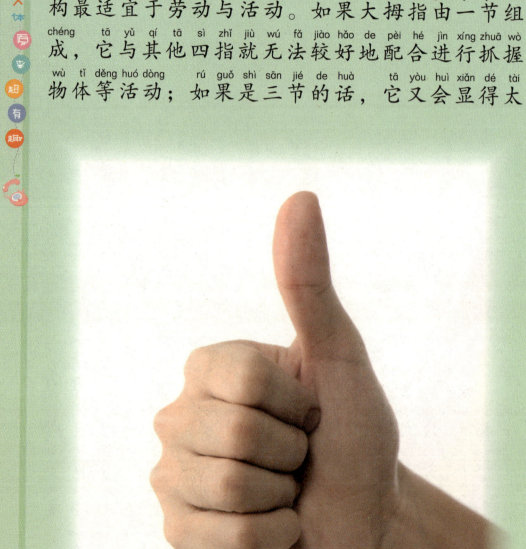

趣味资料库

上海有一个很著名的广场，叫"大拇指广场"。它位于上海算是比较高档的成熟社区——联洋国际生活社区，客户中有很多外国人。广场功能齐全，大型超市、商场、艺术中心和五星酒店等一应俱全，方便了住家和附近人民的购物饮食和休闲娱乐生活。

ruǎn ruò wú lì，wú fǎ shèng
软弱无力，无法胜
rèn yì xiē yòng lì jiào
任一些用力较
dà de láo zuò
大的劳作。
suǒ yǐ，cóng
所以，从
gǔ yuán dào rén
古猿到人
lèi de màn cháng
类的漫长
jìn huà guò chéng
进化过程
zhōng，zài bú duàn de
中，在不断地
shǐ yòng gōng jù hé láo dòng de
使用工具和劳动的
guò chéng zhōng，dà mǔ zhǐ zhú jiàn jìn huà chéng wéi liǎng jié
过程中，大拇指逐渐进化成为两节。

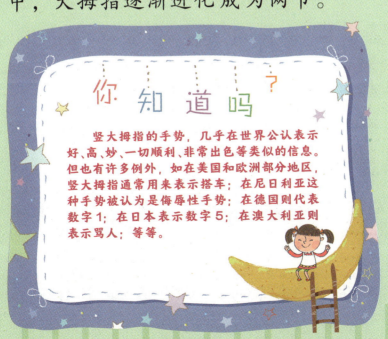

你知道吗？

竖大拇指的手势，几乎在世界公认表示好、高、妙、一切顺利、非常出色等类似的信息。但也有许多例外，如在美国和欧洲部分地区，竖大拇指通常用来表示搭车；在尼日利亚这种手势被认为是侮辱性手势；在德国则代表数字1；在日本表示数字5；在澳大利亚则表示骂人；等等。

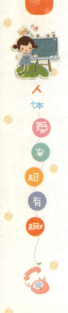

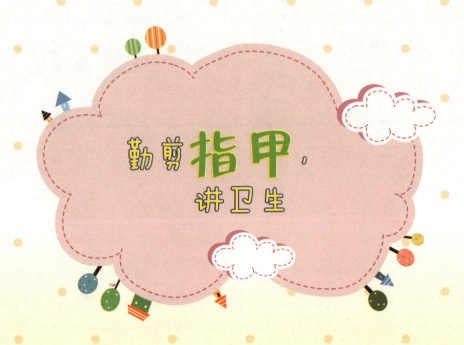

勤剪**指甲**，
讲卫生

手指上的指甲每天都在生长，指甲生
长速度平均每天0.1毫米，如果一段时间不
剪指甲的话，指甲就会长得很长，这样是非
常不卫生的。

人每天的活动都会接触到许多物体，手上
可能会沾上较多的细菌和寄生虫卵，这些细
菌和寄生虫卵特别容易藏在指甲缝里，很容

yì zhì bìng。
另外，指
jia jiào cháng
甲较长
shí，yí dàn
时，一旦
pèng shang yìng
碰上硬
wù，róng yì
物，容易
dǎo zhì cháng
导致长
zhǐ jia pī
指甲劈

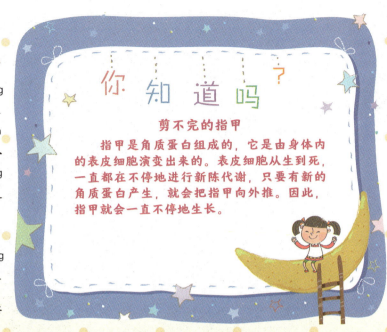

你知道吗？

剪不完的指甲

指甲是角质蛋白组成的，它是由身体内的表皮细胞演变出来的。表皮细胞从生到死，一直都在不停地进行新陈代谢，只要有新的角质蛋白产生，就会把指甲向外推。因此，指甲就会一直不停地生长。

liè，shǐ jiǎ chuáng shòu sǔn
裂，使甲床受损。
suǒ yǐ yào jīng cháng jiǎn zhǐ jia shǐ xì
所以要经常剪指甲，使细
jūn méi yǒu róng shēn zhī suǒ
菌没有容身之所。
yīng ér zài hái bú huì yùn yòng shuāng shǒu de
婴儿在还不会运用双手的

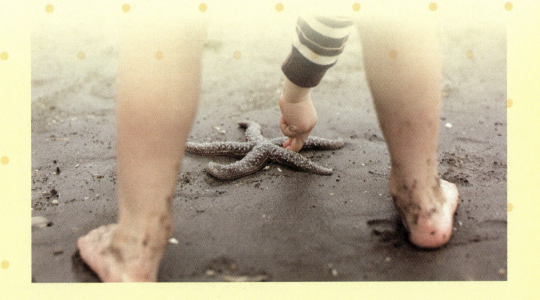

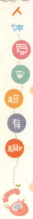

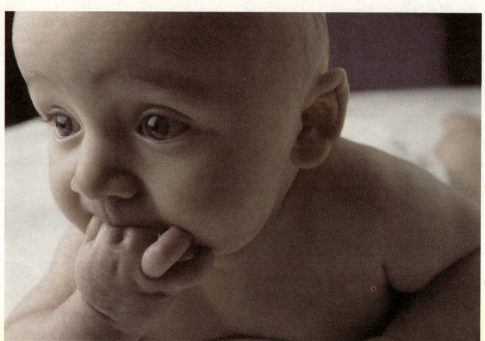

shí hou　　 tā men de shuāng shǒu huì bù yóu zì zhǔ de luàn zhuā　　huì zài
时候，他们的双手会不由自主地乱抓，会在

pí fū shang liú xià dào
皮肤上留下道

dào shāng hén
道伤痕。

suǒ yǐ yīng
所以婴

ér yě
儿也

yīng jīng
应经

cháng jiǎn
常剪

zhǐ jia
指甲。

趣味资料库

小朋友喜欢用牙齿啃指甲，这是非常不好的卫生习惯。因为脏东西，尤其是铅特别容易积聚在指甲上。如果小朋友经常啃指甲的话，铅会随着唾液进入消化系统和血液中，容易引起体重下降、影响生长发育，还会引起记忆力减退、情绪急躁、免疫力降低等一系列症状。

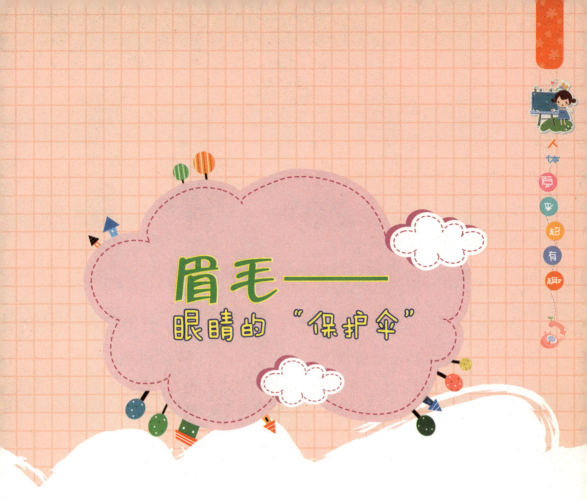

眉毛——
眼睛的"保护伞"

眉毛，指眼上额下的毛。眉毛在面部占有重要的位置，不仅是健美的标志，而且可以防止和阻挡从头顶或额部流下来的汗液或其他有害液体，从而对眼睛起到保护作用。

眉毛边缘弯曲的形状和眉尖所指的方向，可以确保水滴沿着脸的两旁和鼻子上流

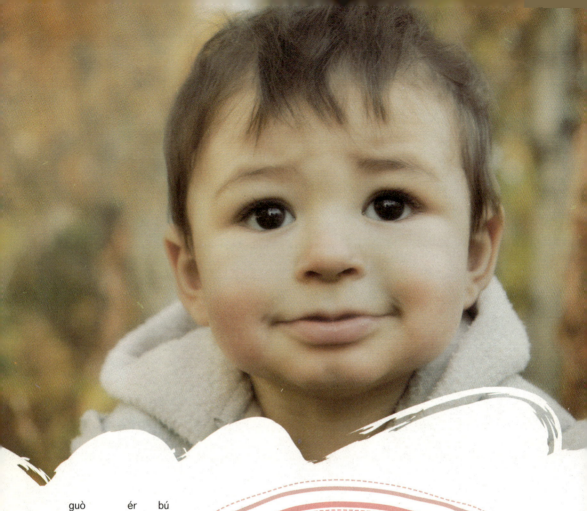

guò，ér bú
过，而不
huì liú rù
会流入
yǎn jing
眼睛。
lǐ
里
xiàn zài
现在
rén lèi shāo
人类稍
wēi tū chū de
微突出的

趣味资料库

　　眉毛能丰富人的面部表情，可以反映出人的喜、怒、哀、乐等复杂的内心活动，在人际沟通中扮演着重要的辅助作用。

　　我们在生活中有很多词语是与眉毛有关的，如高兴的时候，可以说眉飞色舞、喜上眉梢；愤怒的时候，可以说眉头紧锁、横眉立目等。

眉弓也仍然在此类功能上扮演着支援的角色。和眉毛一样，眉弓也为眼睛一起遮蔽过日光。此外眉毛位置高低和色泽变化对疾病诊断也有一定的参考作用。

眉毛也阻挡了头皮屑和其他微小的细屑，以防其掉入眼睛中；亦提供了一个更加敏感的感官来感觉在眼睛周围的一些东西，如小昆虫等。

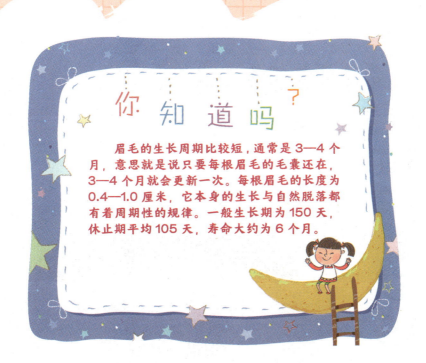

你知道吗？

眉毛的生长周期比较短，通常是3—4个月，意思就是说只要每根眉毛的毛囊还在，3—4个月就会更新一次。每根眉毛的长度为0.4—1.0厘米，它本身的生长与自然脱落都有着周期性的规律。一般生长期为150天，休止期平均105天，寿命大约为6个月。

红红的嘴唇

rén tǐ gè gè bù fen pí fū de hòu dù bìng bù xiāng tóng　　zuǐ chún
人体各个部分皮肤的厚度并不相同。嘴唇

de biǎo pí hěn báo　　fēi
的表皮很薄，非

cháng róu ruǎn　　tòu
常柔软、透

míng　　　tóng
明。同

shí　　chún
时，唇

de　　máo
的毛

xì　xuè guǎn
细血管

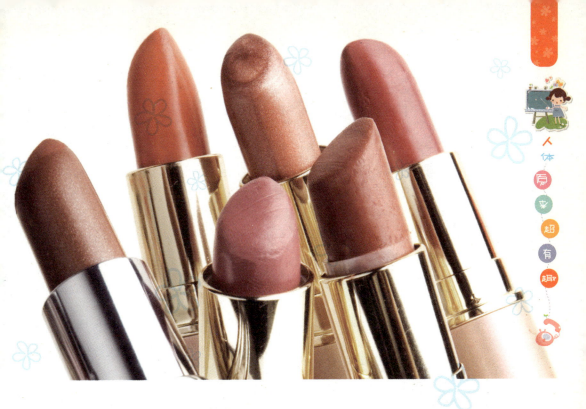

fēi cháng fēng fù wǒ men kě yǐ tòu guò zuǐ chún de pí fū kàn dào xuè guǎn
非常丰富，我们可以透过嘴唇的皮肤看到血管

lǐ xuè yè de yán sè
里血液的颜色。

yīn cǐ wǒ men
因此，我们

kàn dào de zuǐ
看到的嘴

chún shì hóng
唇是红

sè de
色的。

zuǐ chún shang
嘴唇上

bù mǎn le
布满了

máo xì xuè guǎn
毛细血管，

趣味资料库

成语库：唇亡齿寒。

解释：嘴唇没有了，牙齿就会感到寒冷。比喻关系紧密，利害相关。

出自：《左传·哀公八年》："夫鲁，齐晋之唇，唇亡齿寒，君所知也。"

示例：这两家公司有着多种业务关系，正所谓是唇亡齿寒。

近义词：唇齿相依、息息相关。

反义词：隔岸观火、素昧平生。

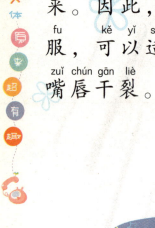

dōng tiān tiān qì gān zào shí　　zuǐ chún hěn róng yì liè kāi ér liú chū xiě
冬天天气干燥时，嘴唇很容易裂开而流出血

lái　yīn cǐ　hán lěng de shí hou　rú guǒ zuǐ chún gān zào bù shū
来。因此，寒冷的时候，如果嘴唇干燥不舒

fu　 kě yǐ shì dàng tú xiē bù hán sè sù de rùn chún gāo　fáng zhǐ
服，可以适当涂些不含色素的润唇膏，防止

zuǐ chún gān liè
嘴唇干裂。

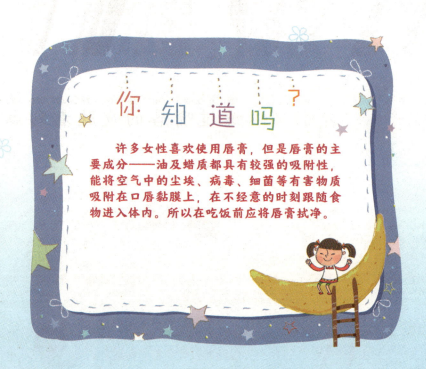

你知道吗？

许多女性喜欢使用唇膏，但是唇膏的主要成分——油及蜡质都具有较强的吸附性，能将空气中的尘埃、病毒、细菌等有害物质吸附在口唇黏膜上，在不经意的时刻跟随食物进入体内。所以在吃饭前应将唇膏拭净。

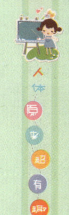

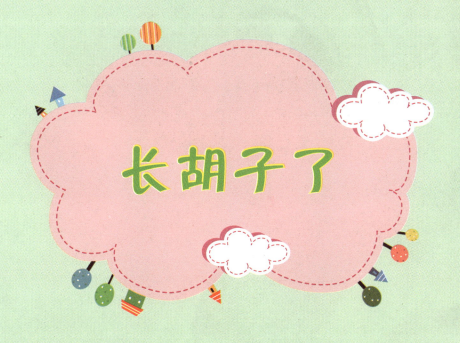

长胡子了

青春期后的男性一般都会长胡子。由于雄性激素作用的结果，胡子比头发长得要快些。生殖机能越旺盛，胡须生长就越快。长胡子部位的血管分布要比头发根部多，养分也容易得到，所以，刚刮去胡子，不几天就又长了。

近来，国外专家研究发现，胡须具有

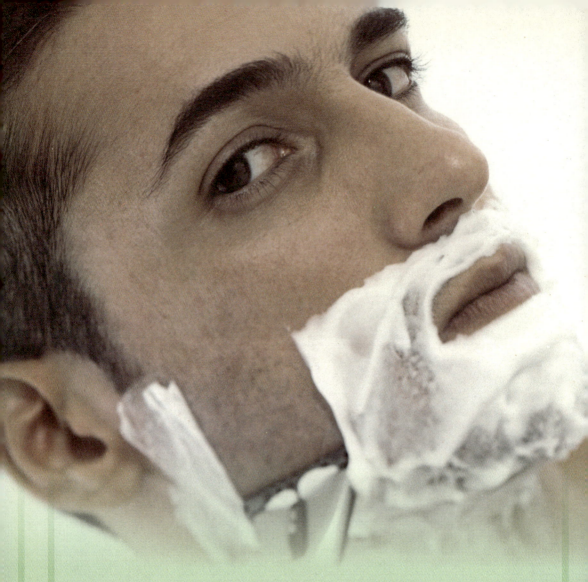

吸附有害物质的特性。人在呼吸时，可排
出多种有害的化学气体，都会滞留在胡子
上；大气中的重金属微粒也会被胡须吸
附。而且长胡须的皮肤上油脂分泌较多，
也不宜清洁。

国外专家的研究证实，在显微镜下，胡须上有大量的微生物。这些有害物质有可能随着人的呼吸作用，被吸回呼吸道，危害人体健康。因此，奉劝人们不要留胡子。

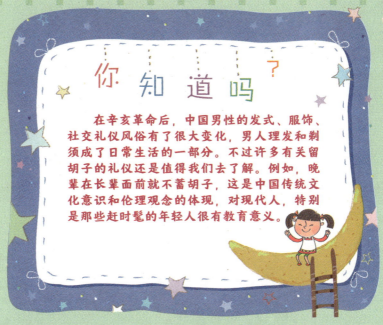

你知道吗？

在辛亥革命后，中国男性的发式、服饰、社交礼仪风俗有了很大变化，男人理发和剃须成了日常生活的一部分。不过许多有关留胡子的礼仪还是值得我们去了解。例如，晚辈在长辈面前就不蓄胡子，这是中国传统文化意识和伦理观念的体现，对现代人，特别是那些赶时髦的年轻人很有教育意义。

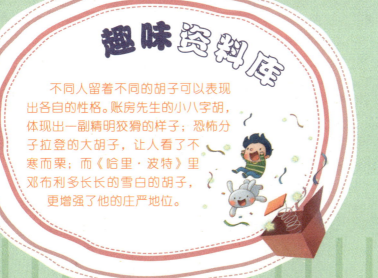

趣味资料库

不同人留着不同的胡子可以表现出各自的性格。账房先生的小八字胡，体现出一副精明狡猾的样子；恐怖分子拉登的大胡子，让人看了不寒而栗；而《哈里·波特》里邓布利多长长的雪白的胡子，更增强了他的庄严地位。

出汗

人的体温是恒定的，一般保持在 37 ℃左右，由神经系统中的温度调节中枢控制，使身体产热和散热保持相对平衡。人们吃进食物，通过消化吸收所释放的能量一部分转化为人们的工作活动，一部分以热的形式向外界发散。通过散热过程，身体才得以保持一定的体温。皮肤是人体散热的主要渠道。当外界温度低

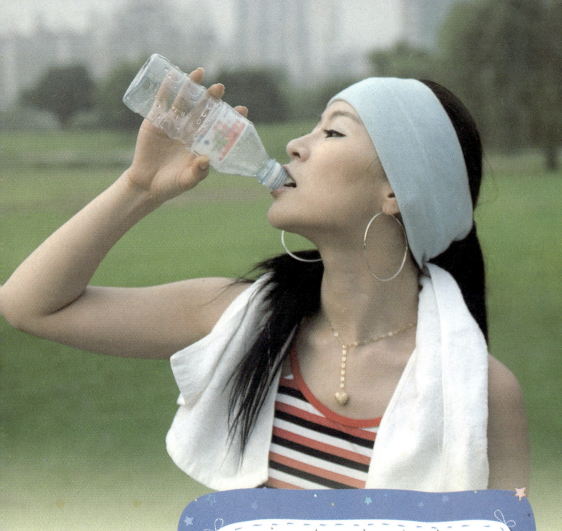

于皮肤温度
yú pí fū wēn dù

时，辐射、
shí   fú shè

传导和对流
chuán dǎo hé duì liú

是主要的散
shì zhǔ yào de sàn

热方式；当
rè fāng shì   dāng

外界温度高
wài jiè wēn dù gāo

你知道吗？

中暑，一般指热射病，是指因高温引起的人体体温调节功能失调，体内热量过度积蓄，从而引发神经器官受损。特别是在工农业生产中常会有高温与高湿环境，劳动时身体新陈代谢增强，产热增多，特别容易发生中暑。

中暑的症状包括过度出汗、口渴、头昏、胸闷、乏力。严重的中暑会导致病人休克甚至昏迷。一旦发生中暑，应将病人抬到阴凉通风的地方，躺下休息，用冷毛巾敷在病人的头上和颈部，严重者应该送往附近的医院治疗。

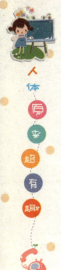

于皮肤温度（33℃）时，出汗便成了人体主要的散热方式。夏天，气温经常在30℃以上，有时可高达38℃，出汗就成了人体主要的或唯一的散热方式。因此，夏天人们出汗最多。汗是汗腺分泌出的一种稀淡液体，热刺激汗腺分泌汗液。除此以外，如情绪紧张、饮水过多、身体活动（运动或劳动）量大，也能刺激汗腺分泌汗液。汗腺活动主要在于调节体温，其次也有排泄的作用。大量出汗时，汗液成为汗珠滴落或被擦干，散热效果就不佳；让汗液留在皮肤表面渐渐蒸发，就有较好的散热作用。

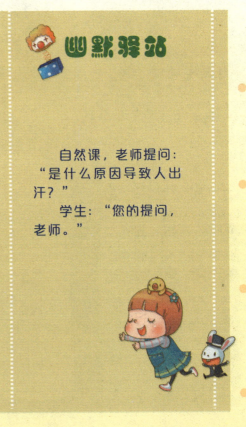

幽默驿站

自然课，老师提问："是什么原因导致人出汗？"

学生："您的提问，老师。"

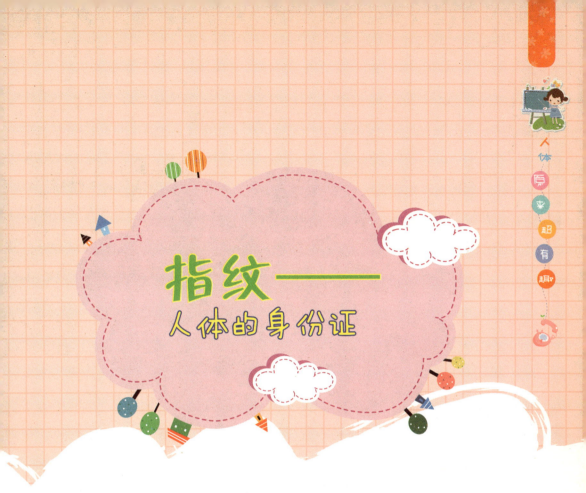

指纹——
人体的身份证

指纹就是表皮上突起的纹线。由于人的遗传特性，虽然指纹人人皆有，但各不相同。据说，全世界的六十多亿人中，还没有发现两个指纹完全相同的人呢。更有趣的是，指纹在胎儿第三四个月便开始产生，到六个月左右就形成了。当婴儿长大成人，指纹也只不过放大增粗，它的纹样不变。

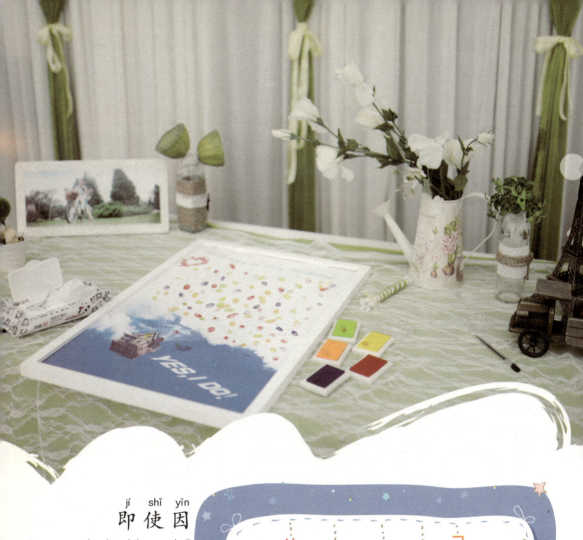

即使因
jí shǐ yīn

为刀伤、火
wèi dāo shāng huǒ

烫或化学表
tàng huò huà xué

腐蚀而表
fǔ shí ér biǎo

皮受损，
pí shòu sǔn

新生的皮
xīn shēng de pí

肤上仍是
fū shang réng shì

你知道吗？

指纹锁是一种以人体指纹为识别载体和手段的智能锁具，它是计算机信息技术、电子技术、机械技术和现代五金工艺的完美结晶。指纹锁一般由电子识别与控制、机械联动系统两部分组成。指纹的唯一性和不可复制性决定了指纹锁是目前所有锁具中最为安全的锁种。

yuán lái de zhǐ wén   yóu yú zhǐ wén yīn rén ér yì   suǒ yǐ gè guó
原来的指纹，由于指纹因人而异，所以各国
dōu yǒu guò yòng zhǐ wén dài tì tú zhāng huò qiān zì de lì shǐ
都有过用指纹代替图章或签字的历史。

人体原来超有趣

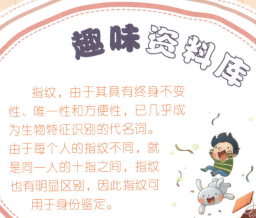

趣味资料库

指纹，由于其具有终身不变
性、唯一性和方便性，已几乎成
为生物特征识别的代名词。
由于每个人的指纹不同，就
是同一人的十指之间，指纹
也有明显区别，因此指纹可
用于身份鉴定。

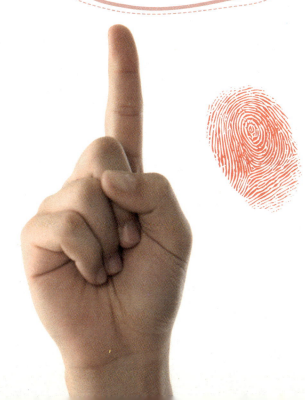

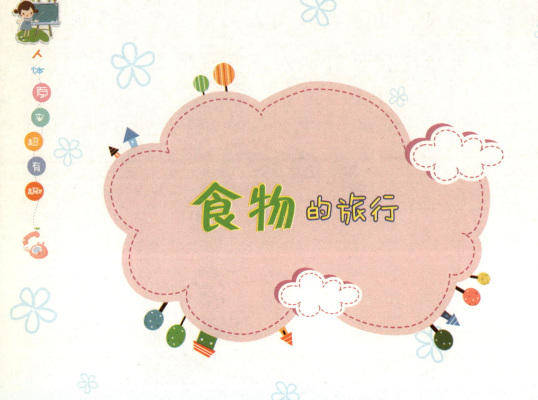

食物 的旅行

食物首先得在口腔里被咀嚼成细小的颗粒，吞咽后食物颗粒经食管进入胃，胃像个大袋子，里面很宽敞。等食物一一集中后，胃就不停地蠕动，分泌胃液帮助混合搅拌这些小颗粒，以便消化吸收。接下来食物被送到小肠。小肠很长，在腹部盘成一团。食物进入到小肠，就像在一条弯弯曲曲的传送

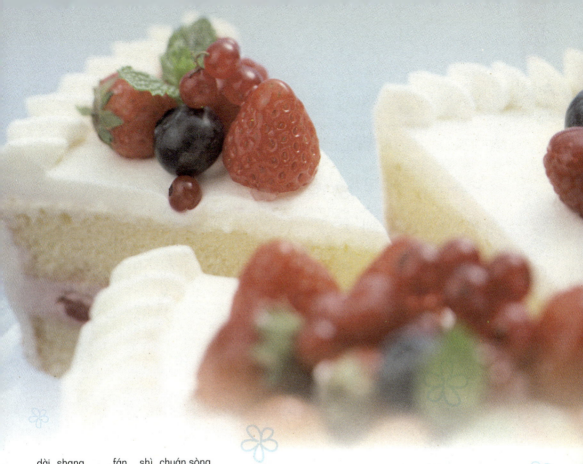

带上。凡是传送
带经过的
地方，
都可以
吸收食
物中的
营养成
分。营养混

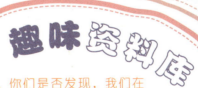

小朋友，你们是否发现，我们在平躺时吃的东西也能到胃里，这是为什么呢？因为食物被吞咽下之后，就进入到食道。食道就像一根长长的蠕虫，一有食物进来就开始缓慢蠕动，而且总把食物朝胃部方向推进。所以，躺着喝水和吃东西，一样可以把食物送到胃里面。

在血液里，然后被输送到全身的各个部位。食物在传送带上被小肠绒毛吸收了营养成分之后，剩下的是些对身体没用的残渣。这些残渣被送到大肠。大肠会吸收残渣里的水分。最后这些残渣将通过肛门排出体外，这就是粪便。就这样，食物完成了它在人体的旅程。

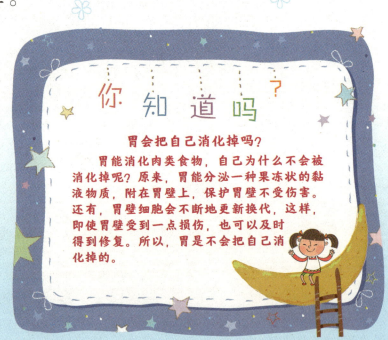

你知道吗?

胃会把自己消化掉吗?

胃能消化肉类食物，自己为什么不会被消化掉呢? 原来，胃能分泌一种果冻状的黏液物质，附在胃壁上，保护胃壁不受伤害。还有，胃壁细胞会不断地更新换代，这样，即使胃壁受到一点损伤，也可以及时得到修复。所以，胃是不会把自己消化掉的。

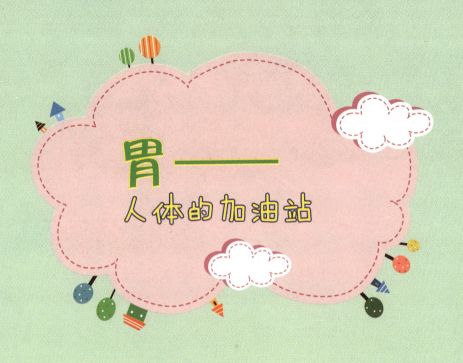

胃——
人体的加油站

wèi shì xiāo huà guǎn de kuò dà bù fen　wèi yú gé xià　shàng jiē
胃是消化管的扩大部分，位于膈下，上接

shí dào　xià tōng xiǎo cháng　wèi fēn wéi sì bù fen　bēn mén bù
食道，下通小肠。胃分为四部分：贲门部，

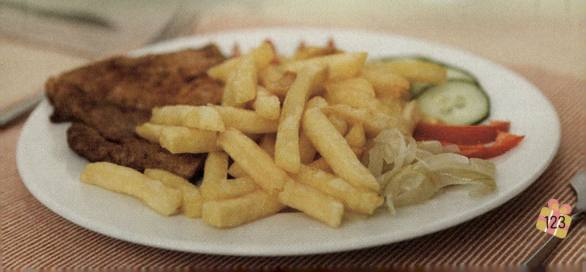

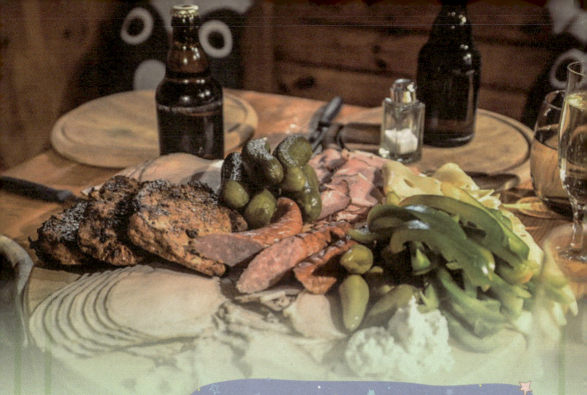

<ruby>胃<rt>wèi</rt></ruby><ruby>底<rt>dǐ</rt></ruby>，<ruby>胃<rt>wèi</rt></ruby><ruby>体<rt>tǐ</rt></ruby>，<ruby>幽<rt>yōu</rt></ruby><ruby>门<rt>mén</rt></ruby><ruby>部<rt>bù</rt></ruby>。<ruby>胃<rt>wèi</rt></ruby><ruby>功<rt>gōng</rt></ruby><ruby>能<rt>néng</rt></ruby><ruby>有<rt>yǒu</rt></ruby><ruby>吸<rt>xī</rt></ruby><ruby>纳<rt>nà</rt></ruby><ruby>食<rt>shí</rt></ruby><ruby>物<rt>wù</rt></ruby>、<ruby>调<rt>tiáo</rt></ruby><ruby>和<rt>hé</rt></ruby><ruby>食<rt>shí</rt></ruby><ruby>物<rt>wù</rt></ruby>、<ruby>分<rt>fēn</rt></ruby><ruby>泌<rt>mì</rt></ruby>

你知道吗？

你一定有吃多或受凉后吐酸水的经历，酸水中就有一部分胃液。那么，你知道胃液为什么是酸的吗？原来，胃液的主要成分是盐酸，也叫胃酸，这是一种酸性很高的物质，使我们的胃液呈酸性。

<ruby>胃<rt>wèi</rt></ruby><ruby>液<rt>yè</rt></ruby>，<ruby>以<rt>yǐ</rt></ruby><ruby>及<rt>jí</rt></ruby><ruby>具<rt>jù</rt></ruby><ruby>有<rt>yǒu</rt></ruby><ruby>内<rt>nèi</rt></ruby><ruby>分<rt>fēn</rt></ruby><ruby>泌<rt>mì</rt></ruby><ruby>机<rt>jī</rt></ruby><ruby>能<rt>néng</rt></ruby>，<ruby>产<rt>chǎn</rt></ruby><ruby>生<rt>shēng</rt></ruby><ruby>一<rt>yì</rt></ruby><ruby>些<rt>xiē</rt></ruby><ruby>激<rt>jī</rt></ruby><ruby>素<rt>sù</rt></ruby>，<ruby>促<rt>cù</rt></ruby><ruby>进<rt>jìn</rt></ruby><ruby>肠<rt>cháng</rt></ruby><ruby>胃<rt>wèi</rt></ruby><ruby>活<rt>huó</rt></ruby><ruby>动<rt>dòng</rt></ruby>。<ruby>一<rt>yì</rt></ruby><ruby>般<rt>bān</rt></ruby><ruby>成<rt>chéng</rt></ruby><ruby>人<rt>rén</rt></ruby><ruby>的<rt>de</rt></ruby><ruby>胃<rt>wèi</rt></ruby>，<ruby>可<rt>kě</rt></ruby><ruby>以<rt>yǐ</rt></ruby><ruby>容<rt>róng</rt></ruby><ruby>纳<rt>nà</rt></ruby>12

斤食物。当你吃的食物到达胃部时，胃将分泌大量的胃酸，对食物进行腐蚀、溶化，并为进入十二指肠吸收做好准备。胃排空食物有差异。对于蔬菜水果类，一般 3 小时排空一次；对于白色肉类，如鱼类、鸡类，大概 3.5 小时排空一次；对于混合型食物，4.5 小时排空一次；对于红色肉类，却需要更长时间才能排空一次。

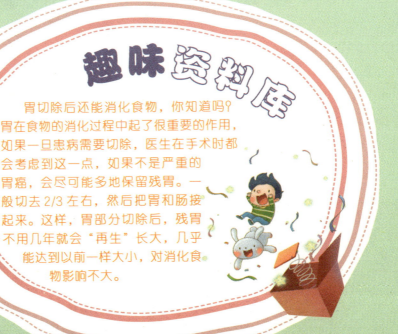

趣味资料库

胃切除后还能消化食物，你知道吗？胃在食物的消化过程中起了很重要的作用，如果一旦患病需要切除，医生在手术时都会考虑到这一点，如果不是严重的胃癌，会尽可能多地保留残胃。一般切去 2/3 左右，然后把胃和肠接起来。这样，胃部分切除后，残胃不用几年就会"再生"长大，几乎能达到以前一样大小，对消化食物影响不大。

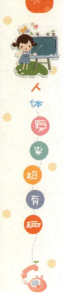

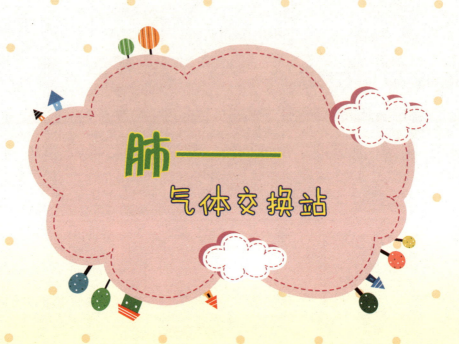

肺——
气体交换站

rén tǐ zhōng yǒu yí gè zhuān mén fù zé qì tǐ jiāo huàn de qì
人体中有一个专门负责气体交换的器

guān tā jiù shì fèi zàng dāng yǎng qì bèi bí kǒng xī rù biàn jìn rù
官，它就是肺脏。当氧气被鼻孔吸入便进入

dào qì guǎn qì guǎn bǐ zhí xiàng xià rán hòu fēn wéi zuǒ yòu liǎng gēn
到气管。气管笔直向下，然后分为左右两根

zhī qì guǎn fēn bié mái cáng zài zuǒ yòu liǎng fèi zhī zhōng zhī qì guǎn
支气管，分别埋藏在左右两肺之中。支气管

huì bú duàn de xì fēn chǎn shēng wú shù jí xì wēi de fēn zhī měi
会不断地细分，产生无数极细微的分支，每

yì gēn xì zhī qì guǎn mò duān dōu lián jiē zhe jǐ gè fèi pào fèi zàng
一根细支气管末端都连接着几个肺泡。肺脏

jiù shì yóu chóng chóng dié dié de xì zhī qì guǎn hé fèi pào zǔ chéng de
就是由重重叠叠的细支气管和肺泡组成的。

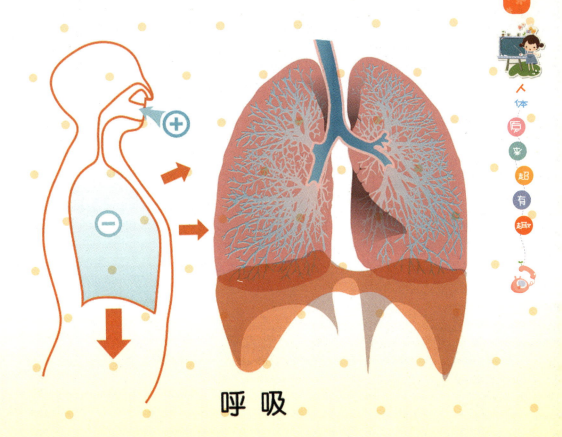

呼 吸

fèi pào biǎo miàn bù mǎn le
肺泡表面布满了
máo xì xuè guǎn
毛细血管，
xī jìn de xīn
吸进的新
xiān yǎng qì jiù
鲜氧气就
zài zhèr kuò sàn
在这儿扩散
dào máo xì xuè guǎn
到毛细血管
zhōng suí zhe xuè yè liú
中，随着血液流

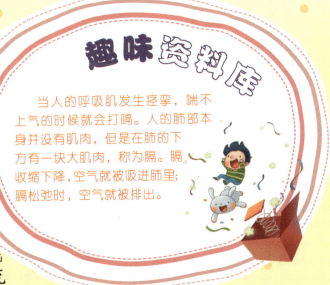

趣味资料库

　　当人的呼吸肌发生痉挛，喘不上气的时候就会打嗝。人的肺部本身并没有肌肉，但是在肺的下方有一块大肌肉，称为膈。膈收缩下降，空气就被吸进肺里；膈松弛时，空气就被排出。

dòng dào dá rén tǐ de sì miàn bā fāng　　yǔ cǐ tóng shí　　rén tǐ zhōng
动到达人体的四面八方。与此同时，人体中

chǎn shēng de èr yǎng huà tàn fèi qì yě lái dào zhèr de máo xì xuè guǎn
产生的二氧化碳废气也来到这儿的毛细血管

zhōng　tōng guò qì tǐ jiāo huàn jìn rù dào fèi pào nèi bù　zài cóng zhī
中，通过气体交换进入到肺泡内部，再从支

qì guǎn huì jí dào qì guǎn chù　　zuì hòu suí hū qì pái chū tǐ wài
气管汇集到气管处，最后随呼气排出体外。

xī rù de xīn xiān yǎng qì jiù shì tōng guò zhè yàng yì lián chuàn guò chéng
吸入的新鲜氧气就是通过这样一连串过程，

cái biàn chéng èr yǎng huà tàn fèi qì de
才变成二氧化碳废气的。

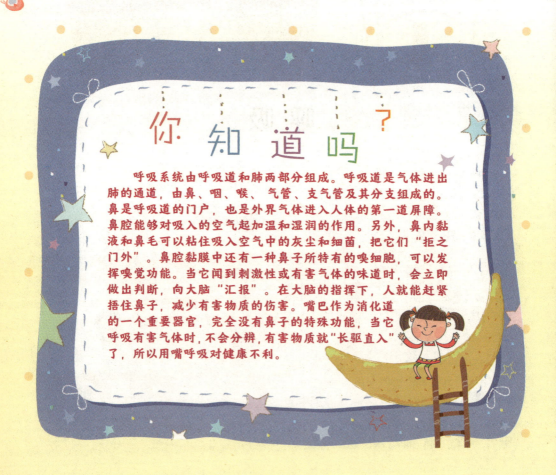

你 知 道 吗？

　　呼吸系统由呼吸道和肺两部分组成。呼吸道是气体进出肺的通道，由鼻、咽、喉、气管、支气管及其分支组成的。鼻是呼吸道的门户，也是外界气体进入人体的第一道屏障。鼻腔能够对吸入的空气起加温和湿润的作用。另外，鼻内黏液和鼻毛可以粘住吸入空气中的灰尘和细菌，把它们"拒之门外"。鼻腔黏膜中还有一种鼻子所特有的嗅细胞，可以发挥嗅觉功能。当它闻到刺激性或有害气体的味道时，会立即做出判断，向大脑"汇报"。在大脑的指挥下，人就能赶紧捂住鼻子，减少有害物质的伤害。嘴巴作为消化道的一个重要器官，完全没有鼻子的特殊功能，当它呼吸有害气体时，不会分辨，有害物质就"长驱直入"了，所以用嘴呼吸对健康不利。

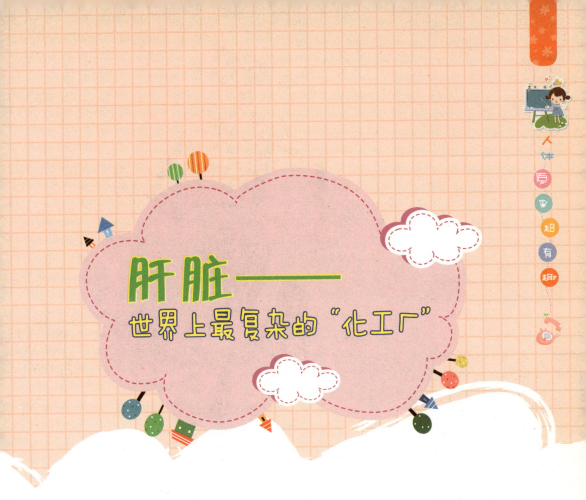

肝脏——
世界上最复杂的"化工厂"

wǒ men tǐ nèi de gān zàng yuē zhòng kè kě shì zhuān jiā què
我们体内的肝脏约重1500克，可是专家却

chēng tā shì shì jiè shang zuì fù zá de huà gōng chǎng zhè shì wèi shén
称它是世界上最复杂的"化工厂"，这是为什

me ne zhè shì yīn wèi gān zàng qiáng dà de shēng chǎn néng lì jí shǐ shì
么呢？这是因为肝脏强大的生产能力，即使是

shì jiè shang zuì dà zuì xiān jìn de huà gōng chǎng yě wú fǎ bǐ nǐ
世界上最大、最先进的化工厂也无法比拟。

gān zàng huà gōng gōng yì fēi cháng páng dà hé fù zá yǐ táng
　　肝脏"化工工艺"非常庞大和复杂。以糖

zhuǎn huà wéi lì tā bú dàn néng bǎ pú tao táng zhuǎn biàn wéi táng yuán hái
转化为例，它不但能把葡萄糖转变为糖原，还

kě yǐ bǎ zhī fáng dàn bái zhì shèn zhì rǔ suān yě néng jīng tā fǎn fù
可以把脂肪、蛋白质，甚至乳酸也能经它反复

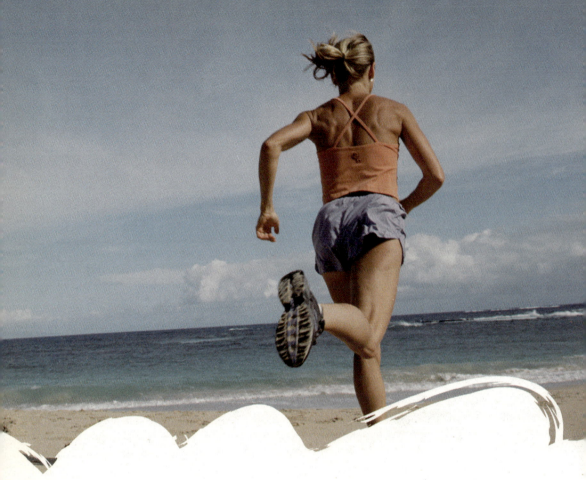

fǎn yìng zhuǎn biàn chéng táng
反应转变成糖

yuán 。 wéi shēng
原。维生

sù de dài xiè
素的代谢

yě xū yào
也需要

zài gān zàng lǐ
在肝脏里

zhuǎn huàn 。 gān
转换。肝

zàng bú dàn yǒu hé
脏不但有合

趣味资料库

肝脏有许多非常重要的功能。如喝酒的人要感谢肝脏，因为肝脏能把有害的酒精变成水和二氧化碳，不过这是肝脏的自我牺牲。运动员也得感谢肝脏，因为运动时肌肉不断产生乳酸，如果没有肝脏处理乳酸，四肢就会酸痛，无法继续活动。

chéng zuò yòng，ér qiě hái néng fēn jiě xǔ xǔ duō duō de wù zhì。lì
成作用，而且还能分解许许多多的物质。例

rú，rén tǐ yùn dòng，xū yào gèng duō de néng liàng，gān zàng jiù huì bǎ
如，人体运动，需要更多的能量，肝脏就会把

táng yuán zài biàn huà chéng pú tao táng，gōng xì bāo rán shāo。zhī fáng、
糖原再变化成葡萄糖，供细胞燃烧。脂肪、

dàn bái zhì de fēn jiě yě bì xū jīng guò gān zàng。
蛋白质的分解也必须经过肝脏。

gān zàng jù yǒu jí qiáng de jiě dú gōng néng。lì rú ní gǔ
肝脏具有极强的解毒功能。例如尼古

dīng、chī jìn qù de yǒu dú shí wù、jī tǐ dài xiè suǒ chǎn shēng de
丁、吃进去的有毒食物、肌体代谢所产生的

fèi wù，dōu yào tōng guò gān zàng de zài jiā gōng，bǎ yǒu dú biàn wú
废物，都要通过肝脏的再加工，把有毒变无

dú，bǎ fèi wù biàn chéng bǎo。rú guǒ méi yǒu gān zàng de jiě
毒，把废物变成"宝"。如果没有肝脏的解

dú gōng néng，yòng bù liǎo duō jiǔ，rén jiù huì sǐ wáng。
毒功能，用不了多久，人就会死亡。

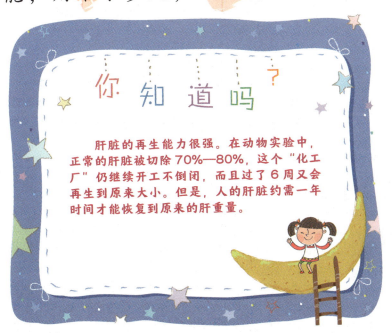

你知道吗？

　　肝脏的再生能力很强。在动物实验中，正常的肝脏被切除70%—80%，这个"化工厂"仍继续开工不倒闭，而且过了6周又会再生到原来大小。但是，人的肝脏约需一年时间才能恢复到原来的肝重量。

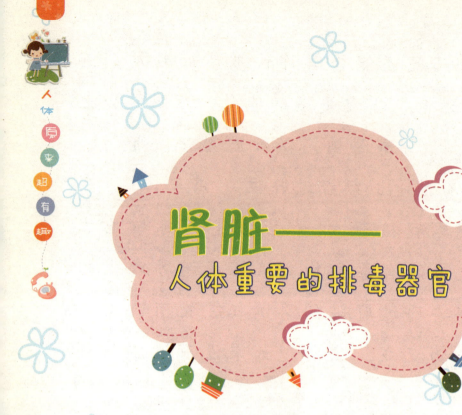

肾脏——
人体重要的排毒器官

泌尿系统中最重要的部分是肾脏，它是两个位于后腹腔上腰椎两侧的体积很小的器官。肾脏的周边组成部分为肾皮质，其内层结构是肾髓质。皮质层的孛当氏柱一直延伸到肾盂，并将髓质组织分隔为数个锥体。肾脏有12—14个不同的锥形髓质，每个锥体的尾端为一个开口朝向肾盂的乳顶。乳顶将

niào yè zhù rù shèn zhǎn　　zài cóng shèn zhǎn zhù rù shèn yú
尿液注入肾盏，再从肾盏注入肾盂。

shèn gōng néng kě fēn wéi shèn xiǎo qiú gōng néng hé shèn xiǎo guǎn gōng
肾功能可分为肾小球功能和肾小管功

néng　　　shèn xiǎo qiú wēi xuè guǎn bì yì tiān néng guò lǜ
能。肾小球微血管壁一天能过滤 120—180

shēng lái zì xuè jiāng de yè tǐ　　tā duì rén de xuè yè jìn xíng dì yī
升来自血浆的液体，它对人的血液进行第一

biàn guò lǜ　　zhè ge guò chéng chēng wéi　　chāo guò lǜ　　zài zhè yī
遍过滤，这个过程称为"超过滤"。在这一

guò chéng zhōng yì xiē wēi liàng fēn zǐ dào dá náng qiāng zhōng　　ér yǒu yòng de
过程中一些微量分子到达囊腔中，而有用的

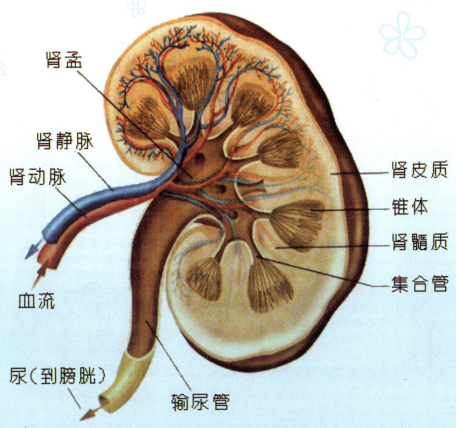

肾盂

肾静脉

肾动脉

肾皮质

锥体

肾髓质

集合管

血流

尿（到膀胱）

输尿管

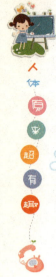

dàn bái zhì jí hóng xì bāo děng tǐ jī jiào dà de gè tǐ zé liú zài le
蛋白质及红细胞等体积较大的个体则留在了

xuè yè zhōng rán ér rén měi tiān zhēn zhèng pái chū de niào yè què zhǐ
血液中。然而，人每天真正排出的尿液却只

yǒu qiān kè zhè biǎo shì yǒu de chāo lǜ yè huì
有 1.5—2 千克，这表示有 99% 的超滤液会

bèi shèn xiǎo guǎn zài xī shōu dào xuè yè zhōng yì xiē shuǐ fèn hé kě róng
被肾小管再吸收到血液中。一些水分和可溶

xìng wù zhì yīn xū yào ér bèi zài xī shōu ér fèi wù zé bèi liú zài
性物质因需要而被再吸收，而废物则被留在

niào yè lǐ yóu yú zài xī shōu zuò yòng niào yè bǐ yuán lái de chāo
尿液里。由于再吸收作用，尿液比原来的超

lǜ yè nóng dù gèng gāo bìng jīng shū niào guǎn pái chū tǐ wài
滤液浓度更高，并经输尿管排出体外。

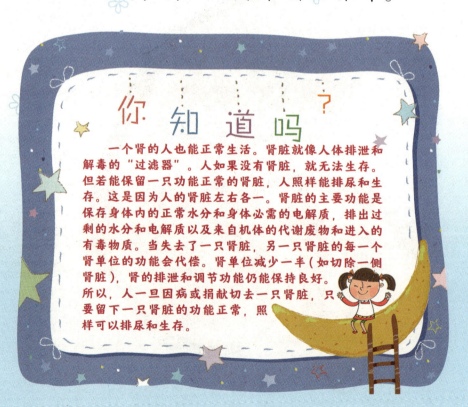

你知道吗？

　　一个肾的人也能正常生活。肾脏就像人体排泄和解毒的"过滤器"。人如果没有肾脏，就无法生存。但若能保留一只功能正常的肾脏，人照样能排尿和生存。这是因为人的肾脏左右各一。肾脏的主要功能是保存身体内的正常水分和身体必需的电解质，排出过剩的水分和电解质以及来自机体的代谢废物和进入的有毒物质。当失去了一只肾脏，另一只肾脏的每一个肾单位的功能会代偿。肾单位减少一半（如切除一侧肾脏），肾的排泄和调节功能仍能保持良好。所以，人一旦因病或捐献切去一只肾脏，只要留下一只肾脏的功能正常，照样可以排尿和生存。

很多人都有憋尿的习惯，因为忍一时并不会对身体有立即性的伤害，大多数的人并不会特别地在意，而且忍尿、憋尿，有时也不是人们所自愿的，最常见的就是出门在外，找寻公共厕所不方便。我们也会经常看到有些小朋友实在憋不住了才去撒尿。这都不是好的习惯。因为尿就是尿液或小便，是人类和脊椎动物为了新陈代谢的需要，经由泌尿系统及尿路排出体外的液体排泄物。排出的尿液可调节机体内水和电解质的平衡以及清除代谢废物。长期长时间的憋尿习惯会导致膀胱肌肉逐渐变得松弛无力，收缩力量变弱，于是会出现排尿不畅、排尿缓慢等现象。所以，有尿了一定要及时排出，不要憋尿。

人体原来超有趣

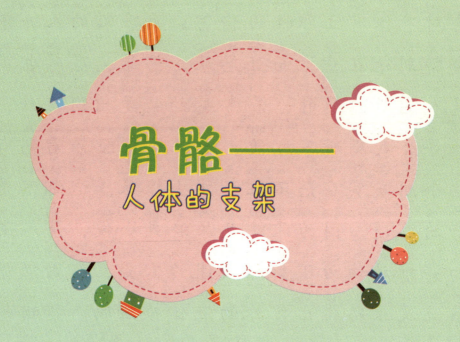

骨骼——
人体的支架

rén tǐ gòng yǒu　　　　　kuài gǔ gé　　　fēn wéi lú gǔ　　　qū gàn gǔ
人体共有206块骨骼，分为颅骨、躯干骨

hé sì zhī gǔ　　gè dà bù fen　　qí zhōng　　yǒu lú gǔ　　kuài
和四肢骨3个大部分。其中，有颅骨29块、

qū gàn gǔ　　kuài　　sì zhī gǔ　　　kuài　　rén de gǔ gé jiù xiàng
躯干骨51块、四肢骨126块。人的骨骼就像

yí zuò zhàng peng de zhī zhù　　rú guǒ nǐ tū rán bǎ zhàng peng de zhī zhù
一座帐篷的支柱，如果你突然把帐篷的支柱

bá diào　　zhàng peng jiù huì mǎ shàng dǎo xià lái　　rú guǒ rén tǐ méi yǒu gǔ
拔掉，帐篷就会马上倒下来。如果人体没有骨

gé　　　jiù huì xiàng zhàng peng méi yǒu zhī zhù yí yàng tān zài dì shang　　rén tǐ
骼，就会像帐篷没有支柱一样瘫在地上。人体

de gǔ gé　　jué dìng le rén de tǐ xíng　　bǎo hù le rén de zhòng yào qì
的骨骼，决定了人的体型，保护了人的重要器

guān rén de nǎo lú gǔ
官。人的脑颅骨
xiàng shì yí gè
像是一个
jiān gù de yuán
坚固的圆
hé zi
盒子，
tā bǎo hù
它保护
zhe róu nèn de
着柔嫩的
dà nǎo jǐ zhuī
大脑；脊椎
gǔ zhōng jiān shì yì gēn kōng
骨中间是一根空

guǎn tā bǎo hù zhe xì ruǎn de jǐ suǐ xiōng gǔ xiàng shì yí gè jiān yìng
管，它保护着细软的脊髓；胸骨像是一个坚硬
ér yǒu dàn xìng de niǎo lóng tā bǎo hù zhe xīn zàng hé fèi zàng
而有弹性的"鸟笼"，它保护着心脏和肺脏。

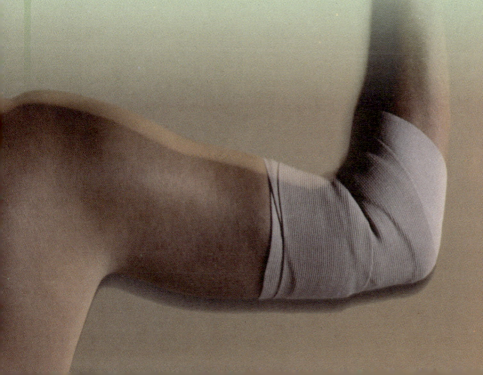

jiǎ rú yí gè rén méi yǒu lèi gǔ　yíng miàn zhuàng zài bié rén shēn shang　nǎ
假如一个人没有肋骨，迎面撞在别人身上，哪

pà zhuàng de hěn qīng　nèi zàng yě huì bèi zhuàng shāng
怕撞得很轻，内脏也会被撞伤。

gǔ tou yòu yìng yòu jiē shi　jì bú shì shí xīn　yě bú shì wú
骨头又硬又结实，既不是实心，也不是无

shēng mìng de　tā men xiàng yì xiē jiē shi de guǎn zi　lǐ miàn chéng zhe
生命的。它们像一些结实的管子，里面盛着

xuè yè hé qí tā yǒu shēng mìng de wù zhì　gǔ tou yóu huó xì bāo zǔ
血液和其他有生命的物质。骨头由活细胞组

chéng　tā men kě shēng zhǎng　rú guǒ liè le huò duàn le　hái kě zì
成，它们可生长，如果裂了或断了，还可自

xíng yù hé　gǔ tou de zuì wài céng shì jiān yìng de gǔ mì zhì　nèi bù
行愈合。骨头的最外层是坚硬的骨密质。内部

hái yǒu chéng fēng wō zhuàng de gǔ sōng zhì　suī rán bǐ gǔ mì zhì qīng
还有呈蜂窝状的骨松质，虽然比骨密质轻，

dàn yě hěn jiān yìng　zài dà bù fen gǔ tou de zhōng xīn dōu yǒu yì zhǒng
但也很坚硬。在大部分骨头的中心都有一种

hú zhuàng de
糊状的

wù zhì jiào
物质，叫

gǔ suǐ dà
骨髓，大

duō shù hóng xì
多数红细

bāo zhèng shì cóng
胞正是从

gǔ suǐ zhōng chǎn
骨髓中产

shēng de
生的。

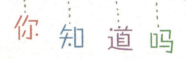

你知道吗？

　　骨骼分为骨皮质与骨髓质两部分。真正坚硬无比的是骨皮质，而骨髓质半空心，宛如丝瓜筋络，是制造血液的"工厂"。骨皮质如此坚硬，究竟是由什么成分组成的呢？下面有一张成分配方：水50%、脂肪15.75%、有机物（骨胶质等）12.4%、无机物（钙、镁、纳、磷等）21.85%。正是这些物质所构成的组织结构才保证了骨骼一定的坚硬度。

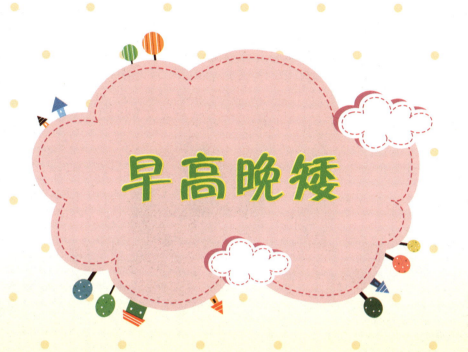

早高晚矮

身高是表示人体主位时的总高度，它由头颅、脊柱、骨盆和下肢这四部分组成，而这些部分又通过关节和韧带相连接。与人体一天中身高变化关系最为密切的要数脊柱。因为它是人体的中轴，由24个椎骨、一个骶骨、一个尾骨，依靠韧带、椎间盘及椎间关节连接而成。其中椎间盘是位于两椎之间的盘状软骨，坚固而富有弹性，除连接椎体外，还可以承受压力，减缓冲击以保护脑髓，并有利于脊柱进行各种方向的运动。白天的工作和学习，使得全身各肌肉、关节和

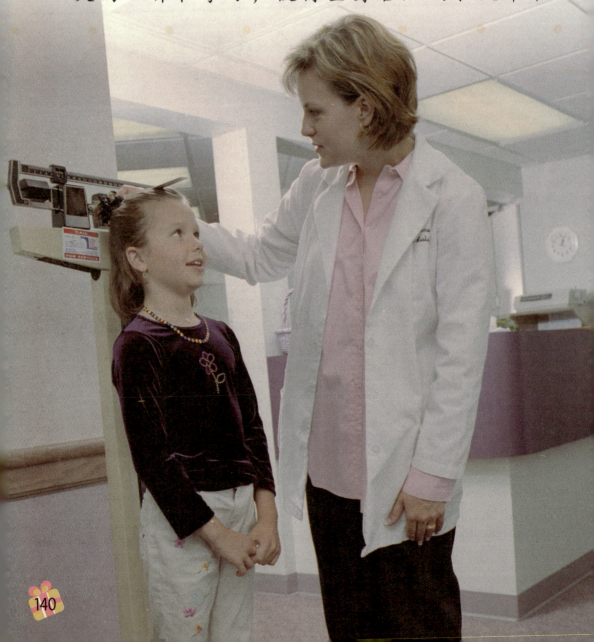

韧带都处于紧张和压缩的状态，脊椎骨紧紧靠在一起。但经过整夜的睡眠休息，具有弹性的椎间盘没有了压力而得到放松，这样，脊柱就会因为放松而变得稍稍长一些，人的身高也就出现"早高晚矮"的有趣现象。

现代医学科学的研究证明，影响身高的因素有7种。

（1）有资料表明，男女身高分别有79%和92%属于遗传因素的作用。

（2）激素分泌。

（3）体育锻炼。体育活动有助于加快血液循环，增进骨骼的生长。据统计，同年龄、同性别的青少年，经常锻炼者比不锻炼者要高出4—10厘米。

（4）微量元素，如钙、铁、锌、硒。如果身体缺钙，骨骼则停止生长，而且会得骨软化病；缺锌的儿童，不仅食欲不振，而且身高及体重都不及同龄儿童。

（5）性成熟期：一般来说，性成熟期较晚者，身体高；性成熟期较早者，身材较矮。

（6）阳光照射：适当的阳光照射，会增加体内维生素的合成，这对胃肠道吸收钙、磷，保证骨骼正常生长极为重要。

在上述6种影响身高的因素中，遗传因素与种族因素是相对稳定的，而体育锻炼和阳光照射等因素是可以通过努力加以控制的。因此，要想使自己长高一点儿，那么你就积极地参加体育锻炼吧。

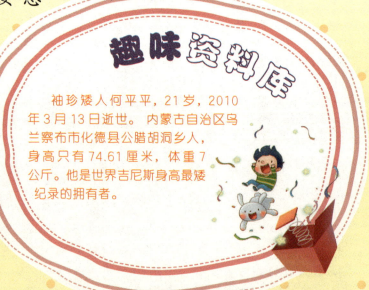

趣味资料库

袖珍矮人何平平，21岁，2010年3月13日逝世。内蒙古自治区乌兰察布市化德县公腊胡洞乡人，身高只有74.61厘米，体重7公斤。他是世界吉尼斯身高最矮纪录的拥有者。

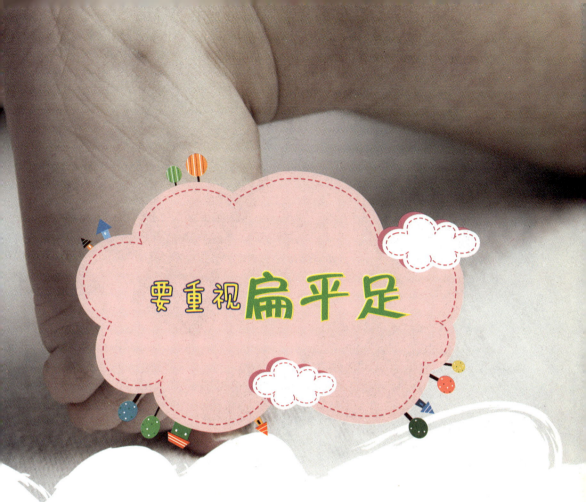

要重视扁平足

扁平足在儿童时期常不被家长重视，有一些表现如：跳不高、跑不远、走不快、站不久，也常被家长和老师忽视，只是简单地认为是发育晚的原因。

其实这就有可能是扁平足导致的。正常人的脚底不是一个平面，而是弓形的。而扁平足的孩子脚底却是一个平面。人是唯

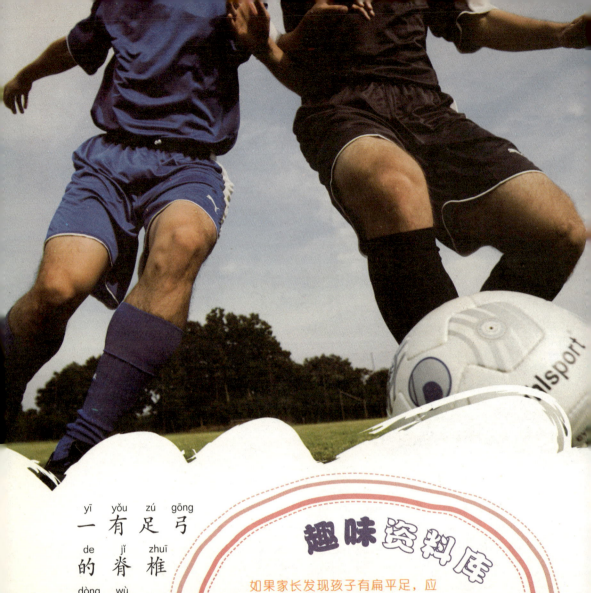

yī yǒu zú gōng
一 有 足 弓
de jǐ zhuī
的 脊 椎
dòng wù
动 物 。
zú gōng kě
足 弓 可
yǐ huǎn chōng
以 缓 冲
yīn xíng dòng měng
因 行 动 猛
liè ér chǎn shēng de
烈 而 产 生 的

趣味资料库

如果家长发现孩子有扁平足，应该重视扁平足的孩子的营养和休息，避免站立时间过长和长途跋涉，注意体重的过度增加，穿鞋最好穿带后跟的鞋。要按医生的教导方法积极进行足部的肌肉锻炼，可以收到好的效果。

zhèn dàng
震荡。正如河面上的桥一样，是弓形的，

zhèng rú hé miàn shang de qiáo yí yàng shì gōng xíng de

ér bú shì píng de gōng xíng de qiáo shàng miàn yǒu zhòng dōng xi jīng guò
而不是平的。弓形的桥上面有重东西经过

shí tā de zhòng liàng huì fēn sàn ér píng de qiáo yǒu zhòng de dōng
时，它的重量会分散，而平的桥有重的东

xi jīng guò shí zhòng liàng bú huì fēn sàn huì sǐ sǐ de yā zài
西经过时，重量不会分散，会死死地压在

yí gè diǎn shang biǎn píng zú yě shì zhè ge dào lǐ
一个点上。扁平足也是这个道理。

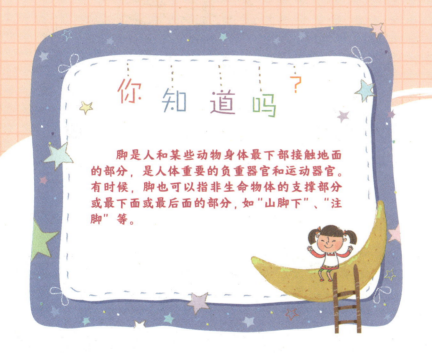

你 知 道 吗？

　　脚是人和某些动物身体最下部接触地面的部分，是人体重要的负重器官和运动器官。有时候，脚也可以指非生命物体的支撑部分或最下面或最后面的部分，如"山脚下"、"注脚"等。

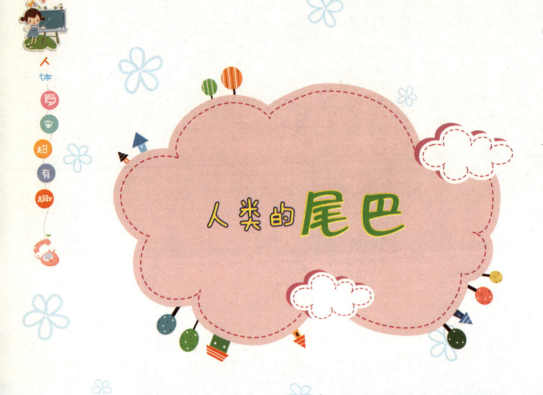

人类的尾巴

尾巴的功能是很重要的，对于松鼠，尾巴是重要的平衡器官；而对于鸟类，尾巴除了平衡身体以外，还可以改变方向，对于猴子来讲，尾巴是支撑身体的第三条腿，也是爬来爬去的工具，而马的尾巴就像是夏天里的苍蝇拍……总之，每一种动物的尾巴都有它自己的功能。人是由动物进化而来的，那

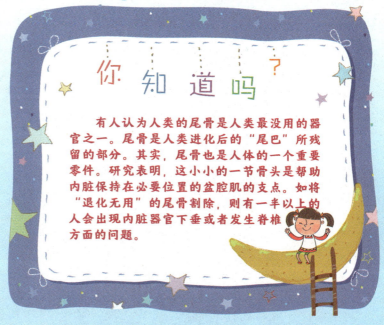

me sì hū wǒ men yě yīng gāi yǒu yì tiáo wěi ba　kě shì wǒ men méi
么似乎我们也应该有一条尾巴，可是我们没

yǒu　mō mō pì gu　wěi ba nǎ qù le　rén méi yǒu wěi ba
有，摸摸屁股，尾巴哪去了？人没有尾巴，

wèi shén me ne　zhè shì yīn wèi rén zài yóu dòng wù jìn huà dào rén de
为什么呢？这是因为人在由动物进化到人的

guò chéng zhōng
过程中，

wěi ba suǒ néng
尾巴所能

qǐ de zuò yòng
起的作用

jiàn jiàn xiāo shī
渐渐消失

le　suí zhe
了。随着

rén jìn huà de
人进化的

fā zhǎn　rén
发展，人

de dà nǎo yuè
的大脑越

你知道吗？

有人认为人类的尾骨是人类最没用的器官之一。尾骨是人类进化后的"尾巴"所残留的部分。其实，尾骨也是人体的一个重要零件。研究表明，这小小的一节骨头是帮助内脏保持在必要位置的盆腔肌的支点。如将"退化无用"的尾骨割除，则有一半以上的人会出现内脏器官下垂或者发生脊椎方面的问题。

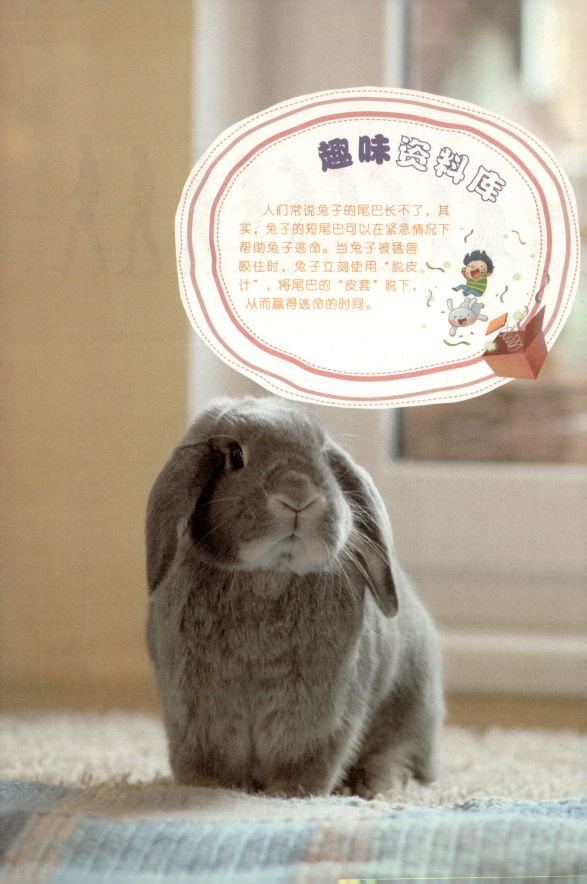

趣味资料库

人们常说兔子的尾巴长不了，其实，兔子的短尾巴可以在紧急情况下帮助兔子逃命。当兔子被猛兽咬住时，兔子立刻使用"脱皮计"，将尾巴的"皮套"脱下，从而赢得逃命的时间。

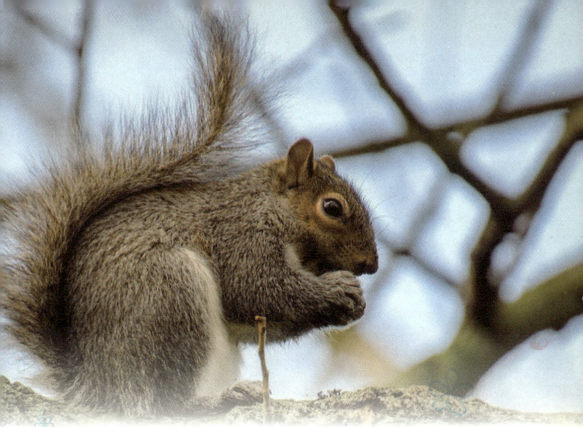

来越发达，动作越来越灵活，尾巴失去了原
有的功能，反而越来越碍事，慢慢地，尾巴
退化了。这一现象被遗传下去，所以人不会
有尾巴了。可是有时会出现例外，由于胚胎
在胎儿期没有得到适当的刺激，发生畸变，
尾巴不能发生退化，那么出生后也会发生
有尾巴的现象。

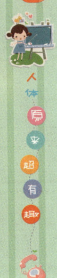

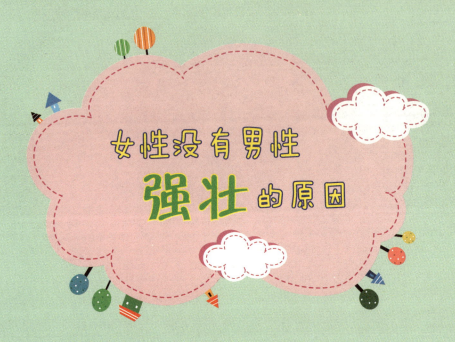

女性没有男性强壮的原因

　　动物在长期的进化过程中，雄性与雌性地身体结构因分工的不同发生了差异。雄性者要猎取食物，抵抗入侵者，要在竞争中生存，就必须身强力壮。自然选择的结果，身体强壮、肌肉发达者保存了下来，身体衰弱者被淘汰灭亡。雌性怀孕生育，哺乳后代，其乳房发达，体态丰满，皮肤细腻，骨盆比

xióng xìng kuān dà   dàn gǔ gé yǔ jī ròu de fā yù xiāng duì bǐ xióng xìng
雄性宽大，但骨骼与肌肉的发育相对比雄性

ruò xiē   dòng wù cí
弱些。动物雌

xióng xìng de zhè
雄性的这

xiē gòu zào
些构造

tè diǎn yě
特点也

biǎo xiàn zài
表现在

rén lèi shēn
人类身

趣味资料库

我们人体的每一块肌肉都是一个器官。头肌可分为面肌（表情肌）和咀嚼肌两部分。躯干肌可分为背肌、胸肌、腹肌和膈肌。下肢肌按所在部位分为髋肌、大腿肌、小腿肌和足肌，均比上肢肌粗壮，这与支持体重、维持直立及行走有关。

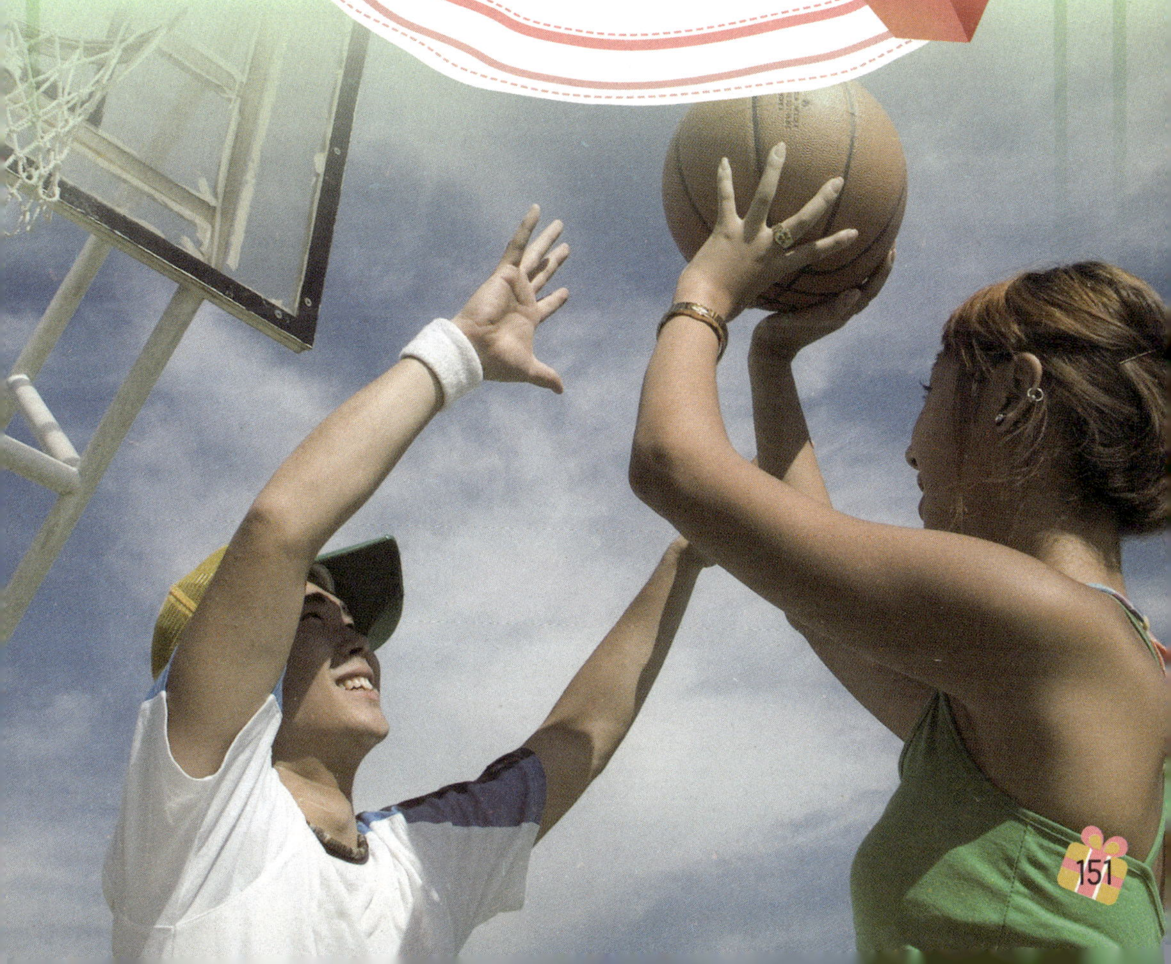

人体肌肉超有趣

shàng xíng tài yǔ gōng néng shì tǒng yī de　　jīng cháng duàn liàn shēn tǐ
上。形态与功能是统一的。经常锻炼身体，

tōng guò jiàn měi cāo de xùn liàn　　nǚ zǐ de jī ròu yě kě liàn dé hěn cū
通过健美操的训练，女子的肌肉也可练得很粗

zhuàng fǎn zhī　　nán xìng fā dá de jī ròu ruò bú qù duàn liàn　　yì huì
壮。反之，男性发达的肌肉若不去锻炼，亦会

wěi suō sōng ruǎn　　dàn bù guǎn zěn yàng duàn liàn　　nǚ xìng de jiě pōu jié gòu
萎缩松软。但不管怎样锻炼，女性的解剖结构

yǔ nán xìng de chā yì　　réng rán cún zài　　nǚ xìng jī ròu de zhì yǔ liàng
与男性的差异，仍然存在。女性肌肉的质与量

xiāng duì bǐ nán xìng ruò　　ér zhī fáng zǔ zhī xiāng duì bǐ nán xìng duō
相对比男性弱，而脂肪组织相对比男性多。

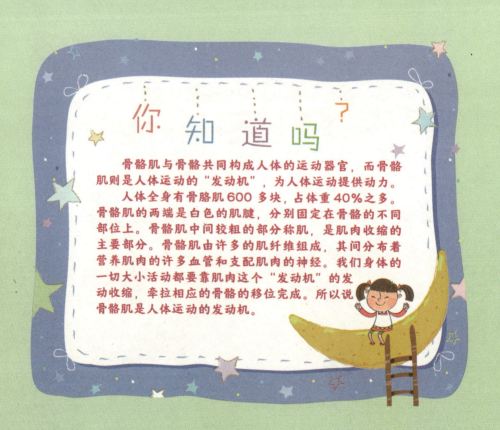

你知道吗？

　　骨骼肌与骨骼共同构成人体的运动器官，而骨骼肌则是人体运动的"发动机"，为人体运动提供动力。

　　人体全身有骨骼肌600多块，占体重40%之多。骨骼肌的两端是白色的肌腱，分别固定在骨骼的不同部位上。骨骼肌中间较粗的部分称肌，是肌肉收缩的主要部分。骨骼肌由许多的肌纤维组成，其间分布着营养肌肉的许多血管和支配肌肉的神经。我们身体的一切大小活动都要靠肌肉这个"发动机"的发动收缩，牵拉相应的骨骼的移位完成。所以说骨骼肌是人体运动的发动机。

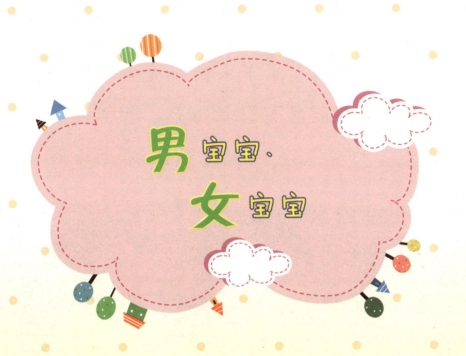

男宝宝、女宝宝

gēn jù yí chuán xué kě zhī　　 rén tǐ xì bāo yǒu　　 duì rǎn sè
根据遗传学可知，人体细胞有23对染色

tǐ　　 yí duì shì xìng rǎn sè tǐ　　 qí yú　　 duì shì cháng rǎn sè
体，一对是性染色体，其余22对是常染色

tǐ　　 xìng rǎn sè tǐ shì zhuān mén jué dìng nán nǚ xìng bié de　　 dāng fù qīn
体。性染色体是专门决定男女性别的。当父亲

de jīng xì bāo yǔ mǔ qīn de luǎn xì bāo xiāng yù jié hé chéng shòu jīng luǎn
的精细胞与母亲的卵细胞相遇结合成受精卵

hòu　　 yì tiáo xiǎo shēng mìng biàn kāi shǐ dàn shēng le　　 zài xíng chéng shòu jīng
后，一条小生命便开始诞生了。在形成受精

luǎn de guò chéng zhōng　　 rú guǒ jīng xì bāo dài de shì　　 xíng rǎn sè tǐ
卵的过程中，如果精细胞带的是X型染色体，

ér luǎn xì bāo dài de yě shì　　 xíng rǎn sè tǐ　　 nà me shòu jīng luǎn zhōng
而卵细胞带的也是X型染色体，那么受精卵中

的性染色体为 XX，生下来的就是女孩。如果精细胞带的是 Y 型染色体，那么受精卵中的性染色体就为 XY，生下来的就是男孩。而 Y 型染色体只有男性才有，所以说，生男生女是由父亲决定的。至今，人们对生男生女还无法控制。因为男性产生的精子中带有 X 型染色体精子和带有 Y 型染色体精子的数目总是相等的，它们和 X 型卵子结合的可能性也一样多。

但是，不管生男生女，孩子都是父母爱情的结晶，对父母来说都是十分可爱的小宝宝。

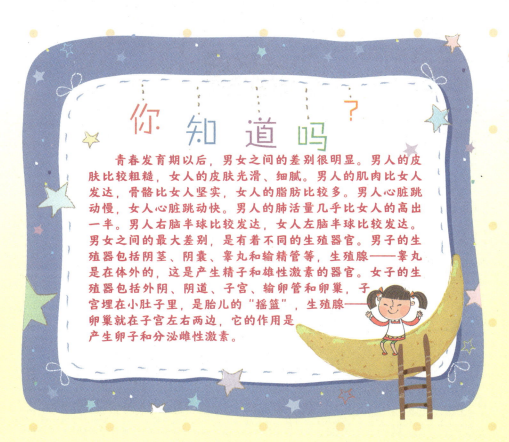

你知道吗？

青春发育期以后，男女之间的差别很明显。男人的皮肤比较粗糙，女人的皮肤光滑、细腻。男人的肌肉比女人发达，骨骼比女人坚实，女人的脂肪比较多。男人心脏跳动慢，女人心脏跳动快。男人的肺活量几乎比女人的高出一半。男人右脑半球比较发达，女人左脑半球比较发达。男女之间的最大差别，是有着不同的生殖器官。男子的生殖器包括阴茎、阴囊、睾丸和输精管等，生殖腺——睾丸是在体外的，这是产生精子和雄性激素的器官。女子的生殖器包括外阴、阴道、子宫、输卵管和卵巢，子宫埋在小肚子里，是胎儿的"摇篮"，生殖腺——卵巢就在子宫左右两边，它的作用是产生卵子和分泌雌性激素。

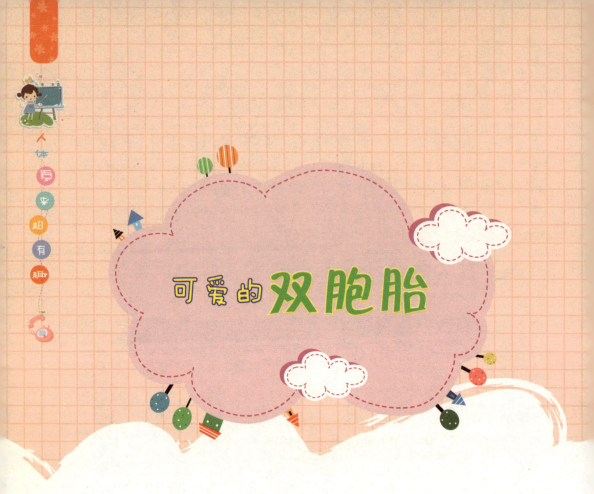

可爱的双胞胎

正常的双胞胎有两种类型：异卵双生和同卵双生。异卵双生的双胞胎并不少见，但是同卵双生的双胞胎则更常见。

异卵双生的双胞胎是由两个不同的卵子几乎同一时间到达输卵管，遭遇两个精子形成的。通常输卵管只排出一个卵子，因此只能生一个小孩。由于这类双胞胎是两个卵子分

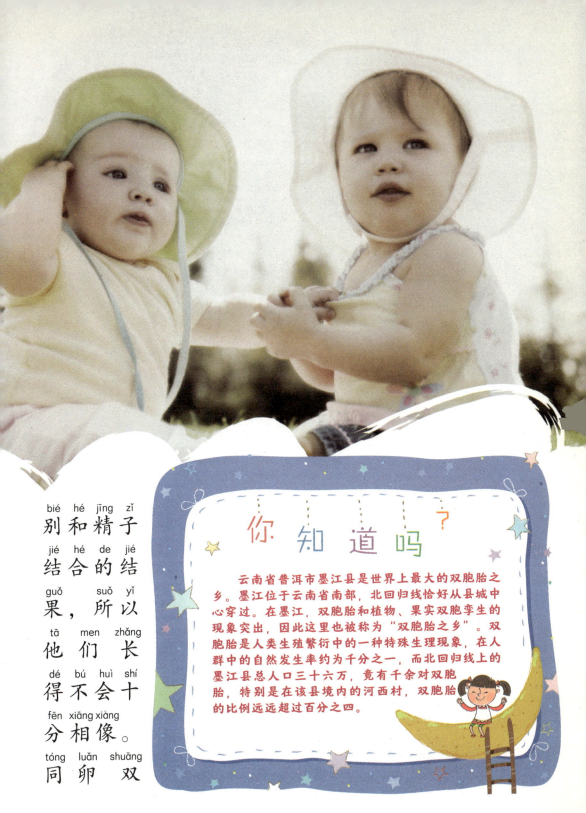

别和精子
bié hé jīng zǐ

结合的结
jié hé de jié

果，所以
guǒ suǒ yǐ

他们长
tā men zhǎng

得不会十
dé bú huì shí

分相像。
fēn xiàng xiàng

同卵双
tóng luǎn shuāng

你知道吗？

云南省普洱市墨江县是世界上最大的双胞胎之乡。墨江位于云南省南部，北回归线恰好从县城中心穿过。在墨江，双胞胎和植物、果实双胞孪生的现象突出，因此这里也被称为"双胞胎之乡"。双胞胎是人类生殖繁衍中的一种特殊生理现象，在人群中的自然发生率约为千分之一，而北回归线上的墨江县总人口三十六万，竟有千余对双胞胎，特别是在该县境内的河西村，双胞胎的比例远远超过百分之四。

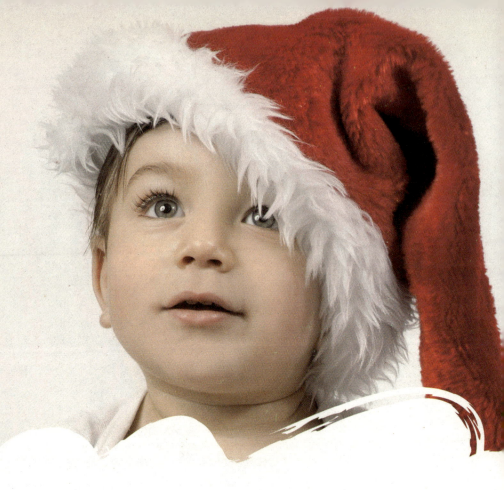

生的双胞胎是由一个受精卵分裂成了两个
独立的个体，但源于同一个受精卵的胚胎。
所以这样的双胞胎是基因完全相同的复制
品，甚至于达到性别绝对相同的程度。
　　虽然他们各自有分离的脐带，但是在大
多数情况下，他们共用一个胎盘。异卵双
生的双胞胎也有各自的脐带，并且他们的

胎盘也是分开的。很有趣的现象是，母亲是双胞胎的生双胞胎的概率更高。在同一家庭中，这种事情几乎更多地发生在女性身上，也就是由母亲传给女儿。通常双胞胎大约会早产三星期。

趣味资料库

从外形上看，人的身体似乎是对称的，其实，人体并不对称。就拿左右手来说吧，粗细长短就不一样；眼睛往往一只大一只小，眉毛也是一边高一边低；脸虽然是整体，但右侧要比左侧大些。人体的器官也不对称，如心脏偏左，肝脏偏右，左肺两叶，右肺三叶。还有，左耳听力比右耳强，右鼻孔的吸气量往往比较大；还有，人在讲话时，嘴唇、舌头和脸的动作几乎都是半边脸运动得特别活跃。

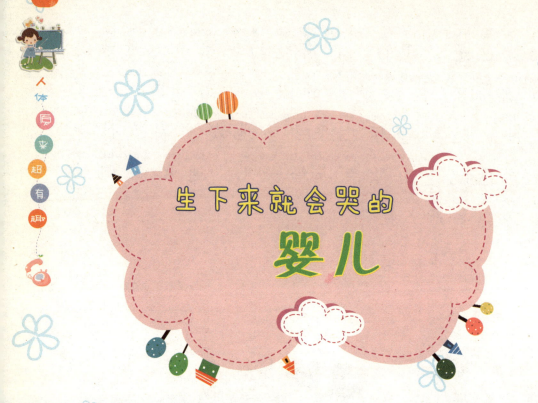

生下来就会哭的 婴儿

tāi ér zài zǐ gōng lǐ shì bù hū xī de　　chū shì hòu de yīng ér
胎儿在子宫里是不呼吸的，出世后的婴儿
jiù bì xū yī kào zì jǐ de hū xī lái xī rù yǎng qì hé pái chū èr yǎng
就必须依靠自己的呼吸来吸入氧气和排出二氧
huà tàn　　tāi ér de fèi nèi méi yǒu kōng qì　　fèi hái shì yì tuán jiē shi
化碳。胎儿的肺内没有空气，肺还是一团结实
de zǔ zhī　　yīng ér chū shì hòu　　yóu yú shēn zi bú zài quán chéng yì
的组织。婴儿出世后，由于身子不再蜷成一
tuán　　yuán lái qū suō zhe de xiōng kuò hū rán shēn zhāng　　xiōng qiāng lì jí kuò
团，原来曲缩着的胸廓忽然伸张，胸腔立即扩
dà　　fèi yè yě gēn zhe zhāng kāi　　zhè shí jiù xī jìn le dì yī kǒu kōng
大，肺叶也跟着张开，这时就吸进了第一口空
qì　　kōng qì cóng qì guǎn jìn rù fèi pào　　xī qì jī ròu qún mǎ shàng sōng
气。空气从气管进入肺泡，吸气肌肉群马上松

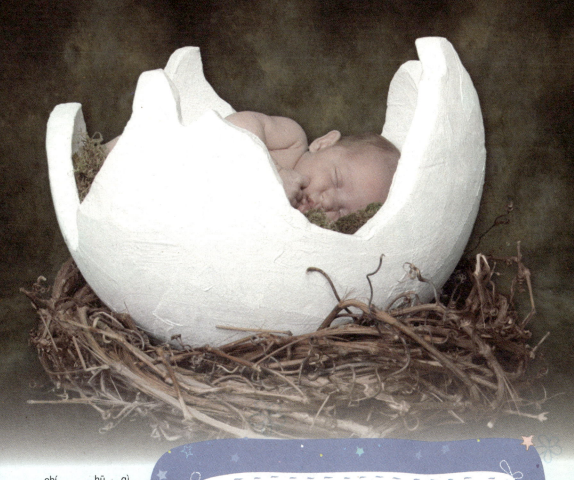

弛，呼气
chí hū qì

肌肉群立
jī ròu qún lì

即收缩，
jí shōu suō

胸廓收缩
xiōng kuò shōu suō

到原来大
dào yuán lái dà

小，迫使
xiǎo pò shǐ

肺内的空
fèi nèi de kōng

你 知 道 吗？

　　早产儿智力并不差。早产儿又叫未成熟儿，是指胎龄不满 37 周而体重又小于 2500 克，身长不超过 45 厘米的初生婴儿。胎儿大脑中的神经细胞在 10—18 周便开始增殖，25 周至出生后头 6 个月为激增期。6 个月后增殖速度显著变慢，主要表现为神经细胞体积的增大。脑细胞发育有一个特点，即细胞的增殖是一次性完成的，错过这个机会便再也无法补偿了。所以如果早产日期不是很早的话，对智力影响不太大。

气排出。呼出的气体经过喉头时，喉头肌肉收缩，喉腔内两根声带拉紧靠拢，气体冲击声带，声带振动就发出了类似哭的叫声。婴儿刚出世的那会儿，血中二氧化碳量较多，刺激和兴奋了呼吸中枢，所以都是大口大口地呼吸。因此，每个婴儿出世以后都要这么"哭"上一阵，等到呼吸活动建立了正常节律，也就不再这么"哭"了。

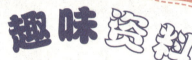

趣味资料库

早衰是很少见的现象，是从幼儿时期就产生的发育障碍。人发育成像老人一样的侏儒，全世界目前约有 20 例，其特征为侏儒形身材、脱发、牙齿发育障碍、皮肤老化、骨质疏松、关节病、动脉硬化等，其智力发育则不受影响。这种快速衰老的原因目前还没有查明。科学家猜测，这种疾病与胚胎发育期遗传基因突变有关。每个病例其表现特征十分的相像，几乎没有一位能活过 20 周岁。青春期的生长是十分迅速的，加强锻炼对骨骼的成长很有影响。

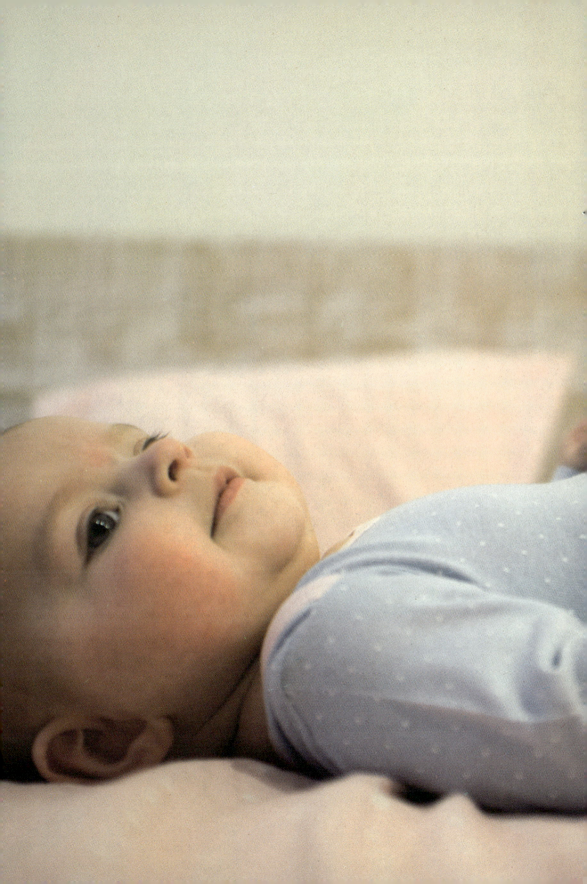

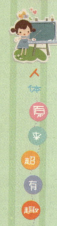

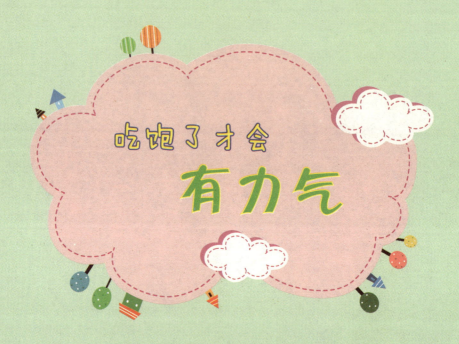

吃饱了才会有力气

rén de tǐ lì shì yǒu xiàn de　　měi tiān de shàng xué　　gōng zuò
人的体力是有限的，每天的上学、工作、

yùn dòng yǐ jí duàn liàn yào xiāo hào hěn dà de tǐ lì　　nà me wèi shén me
运动以及锻炼要消耗很大的体力。那么为什么

wǒ men kě yǐ měi tiān bǎo chí jīng lì chōng pèi　　hǎo xiàng jīng lì xiāo hào
我们可以每天保持精力充沛，好像精力消耗

bù wán ne
不完呢？

zhè shì yīn wèi wǒ men měi tiān dōu zài bù tíng de bǔ chōng néng
这是因为我们每天都在不停地补充能

liàng　　wǒ men yào chī fàn　　yí rì sān cān　　suǒ chī de shí wù zhōng
量，我们要吃饭，一日三餐，所吃的食物中

yǒu dà liàng de yíng yǎng wù zhì　　zhè xiē yíng yǎng wù zhì tōng guò yǎng huà
有大量的营养物质，这些营养物质通过氧化

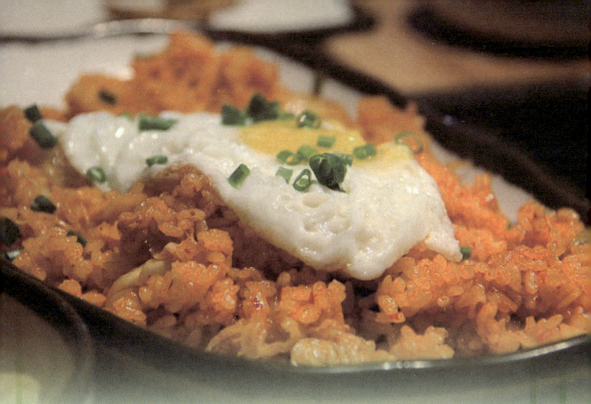

可释放出大量的能量。俗话说："人是铁，
饭是钢。"我们在日常
生活中也有这
种感觉，
午饭和
晚饭之
前会有
一种饥饿
感，觉得自

己体力不足。吃过饭后，进行短时间休息，就
会感到体力充沛，精神振奋。

要想保证有充沛的体力，一定要提高一
日三餐的质量，营养搭配要合理，根据运动项
目的特点增加营养。另外要保证有足够的睡
眠，休息好，这也是保持充沛体力的一个很
重要的方面。

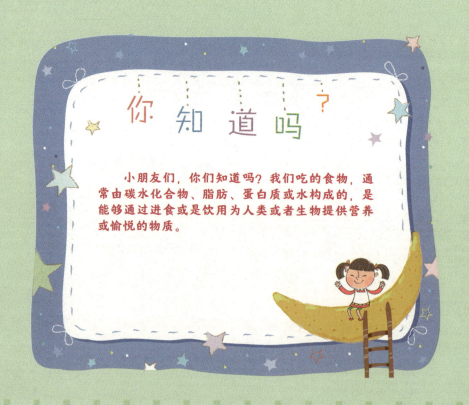

你知道吗？

小朋友们，你们知道吗？我们吃的食物，通常由碳水化合物、脂肪、蛋白质或水构成的，是能够通过进食或是饮用为人类或者生物提供营养或愉悦的物质。

166

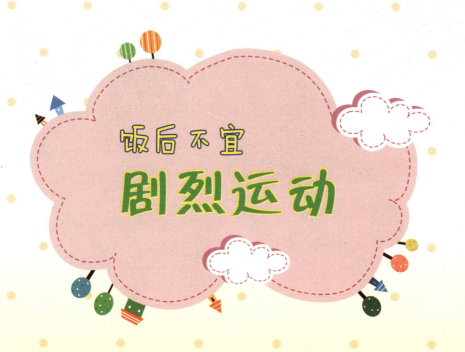

饭后不宜剧烈运动

lǎo shī hé jiā zhǎng jīng cháng gào su wǒ men　fàn hòu bù yí jìn xíng
老师和家长经常告诉我们，饭后不宜进行
jù liè yùn dòng　zhè shì wèi shén me ne
剧烈运动，这是为什么呢？

　　yīn wèi gāng chī wán fàn　wèi cháng zài jìn xíng xiāo huà gōng zuò　dà
因为刚吃完饭，胃肠在进行消化工作，大
bù fen xuè yè dōu jí zhōng zài wèi cháng　rú guǒ jìn xíng jù liè huó dòng
部分血液都集中在胃肠。如果进行剧烈活动，
xuè yè jiù huì fēn sàn dào quán shēn yǐ jí sì zhī shang　wèi cháng de xuè yè
血液就会分散到全身以及四肢上，胃肠的血液
liàng jiù huì xiāng yìng jiǎn shǎo　cháng qī rú cǐ　huì yǐn qǐ xiāo huà bù liáng
量就会相应减少。长期如此，会引起消化不良
hé wèi xià chuí　suǒ yǐ　fàn hòu bù yí jìn xíng jù liè yùn dòng　dà
和胃下垂。所以，饭后不宜进行剧烈运动。大

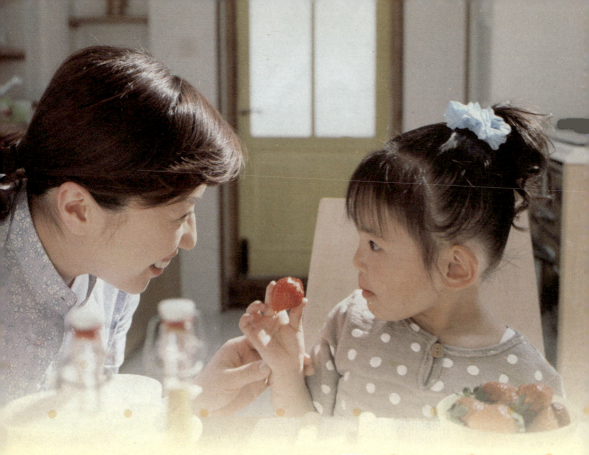

qiáng dù yùn dòng yīng zài
强度运动应在

fàn hòu xiǎo
饭后2小

shí hòu
时后；

zhōng děng
中等

yùn dòng zài
运动在

fàn hòu
饭后1

xiǎo shí hòu
小时后；

qīng wēi yùn dòng yě xū
轻微运动也需

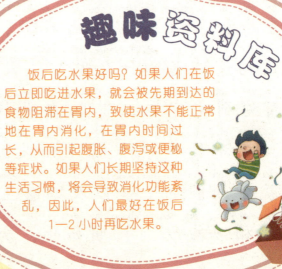

趣味资料库

饭后吃水果好吗？如果人们在饭后立即吃进水果，就会被先期到达的食物阻滞在胃内，致使水果不能正常地在胃内消化，在胃内时间过长，从而引起腹胀、腹泻或便秘等症状。如果人们长期坚持这种生活习惯，将会导致消化功能紊乱，因此，人们最好在饭后1—2小时再吃水果。

^{xiū xi bàn xiǎo shí hòu jìn xíng}
休息半小时后进行。^{fàn hòu kě jìn xíng sàn bù jí bǐ jiào hé}
饭后可进行散步及比较和

^{huǎn de wén tǐ huó dòng} ^{bù jǐn kě yǐ bāng zhù xiāo huà} ^{duì jiàn kāng yě}
缓的文体活动，不仅可以帮助消化，对健康也

^{shì yǒu lì de}
是有利的。

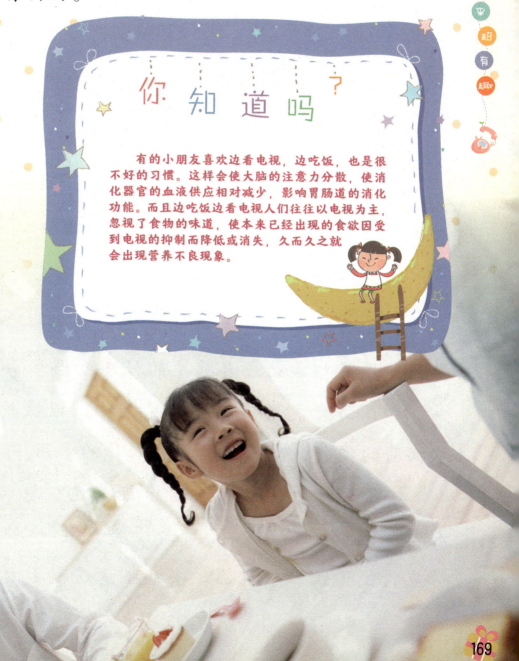

你知道吗？

有的小朋友喜欢边看电视，边吃饭，也是很不好的习惯。这样会使大脑的注意力分散，使消化器官的血液供应相对减少，影响胃肠道的消化功能。而且边吃饭边看电视人们往往以电视为主，忽视了食物的味道，使本来已经出现的食欲因受到电视的抑制而降低或消失，久而久之就会出现营养不良现象。

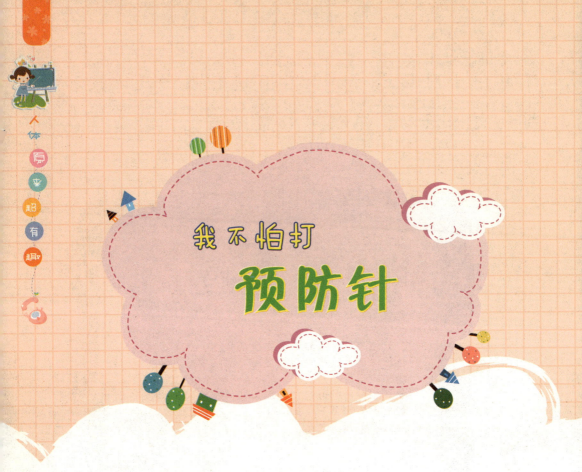

我不怕打预防针

大家都知道，儿童的抵抗力比较弱，一旦受到外界某些病菌或者病毒的侵袭就很容易生病。打预防针能增强机体的免疫力，以抵抗某些病菌的侵袭，从而起到保护人体的作用。

打预防针为什么能预防传染病呢？原来，人体受到病原菌的入侵后，便会产生一种相对应的抗体来保护自己。疾病痊愈这种抗体就

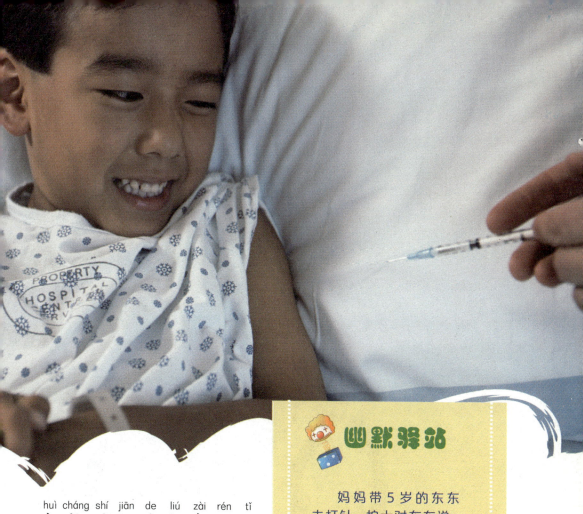

会长时间地留在人体
内，保护人体预防此
类病菌的再次侵入。
打预防针就是根据这
个道理，采用人工的
方法，将能使某些具
有传染性的细菌、病

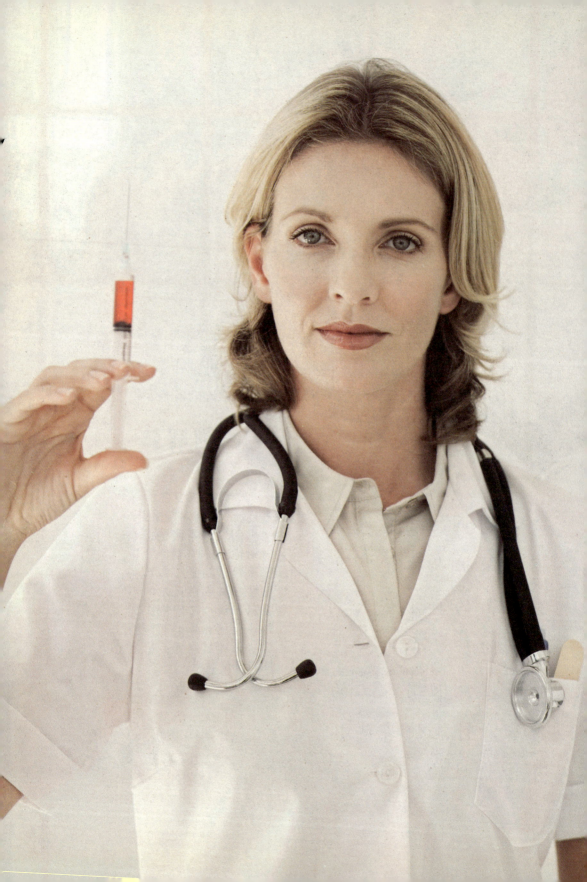

毒杀死或用特殊的方法减低其毒性制成的疫苗，并将这种疫苗接种到人身上，人体内便会产生一种相应的抗体，以后假如再遇到此类病菌的入侵能发挥强大的歼敌作用。必须指出的是，一种预防针只能预防一种传染病，针对性强。因此，小朋友要在不同的年龄阶段多次预防接种，要知道，打预防针对身体是有益的，痛一下也不要紧啦。

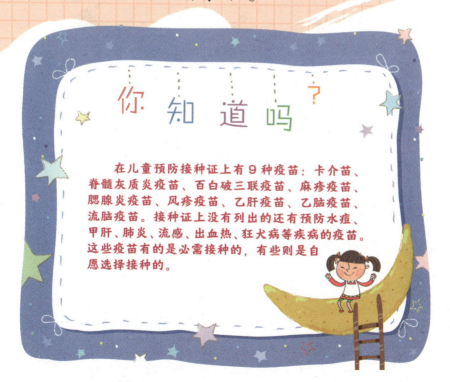

你 知 道 吗？

在儿童预防接种证上有9种疫苗：卡介苗、脊髓灰质炎疫苗、百白破三联疫苗、麻疹疫苗、腮腺炎疫苗、风疹疫苗、乙肝疫苗、乙脑疫苗、流脑疫苗。接种证上没有列出的还有预防水痘、甲肝、肺炎、流感、出血热、狂犬病等疾病的疫苗。这些疫苗有的是必需接种的，有些则是自愿选择接种的。

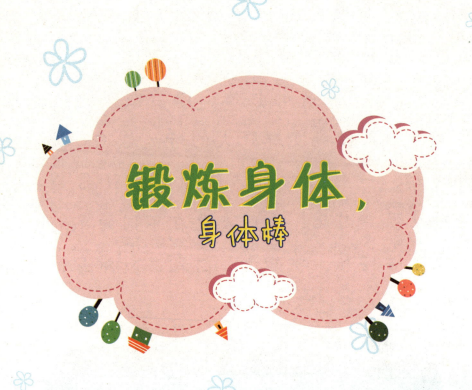

锻炼身体，身体棒

shēng mìng zài yú yùn dòng　　yùn dòng bù jǐn kě yǐ shǐ rén de
生命在于运动，运动不仅可以使人的
shēn tǐ dé dào duàn liàn　　ér qiě kě yǐ shǐ rén dé dào jiàn kāng de shēn
身体得到锻炼，而且可以使人得到健康的身
tǐ　　jiàn kāng　　bù jǐn zhǐ méi yǒu jí bìng　　hái yāo qiú jù bèi liáng
体。健康，不仅指没有疾病，还要求具备良
hǎo de xīn lǐ sù zhì hé shēn tǐ sù zhì　　dāng rén chǔ yú yà jiàn kāng
好的心理素质和身体素质。当人处于亚健康
zhuàng tài shí　　bù néng chōng fèn lì yòng quán bù jīng lì hé tǐ lì
状态时，不能充分利用全部精力和体力，
rén tǐ miǎn yì gōng néng xià jiàng　　róng yì dǎo zhì gè zhǒng jí bìng de
人体免疫功能下降，容易导致各种疾病的
xíng chéng　　qí cháng jiàn de zhèng zhuàng yǒu shén jīng shuāi ruò　　tǐ lì bù
形成。其常见的症状有神经衰弱、体力不

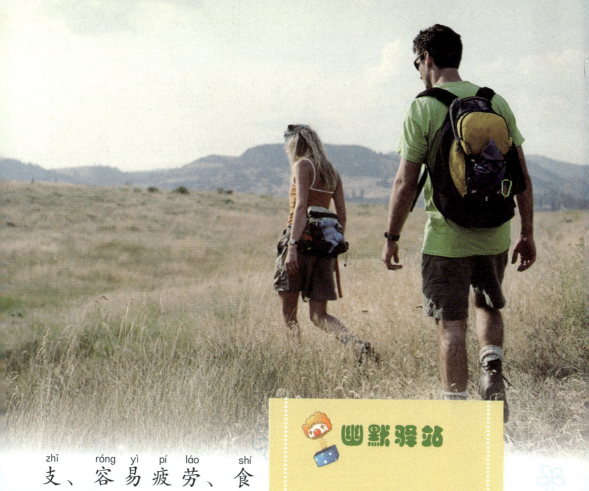

zhī róng yì pí láo shí
支、容易疲劳、食
yù bú zhèn yǐ jí qíng xù bù
欲不振以及情绪不
ān děng zhè xiē yán zhòng de
安等，这些严重地
yǐng xiǎng le rén men rì cháng de
影响了人们日常的
gōng zuò hé shēng huó ér tǐ
工作和生活。而体
yù duàn liàn néng tōng guò shén jīng
育锻炼能通过神经
fǎn shè hé shén jīng tǐ yè tiáo
反射和神经体液调
jié lái gǎi shàn quán shēn xuè yè
节来改善全身血液

幽默驿站

早晨，一运动员在人行道上晨跑。一交警把她拦住。运动员奇怪地问："警察同志，我犯法了吗？"

警察："哦，小姐，根据规定，按你这速度，应该上机动车道。"

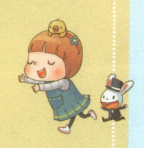

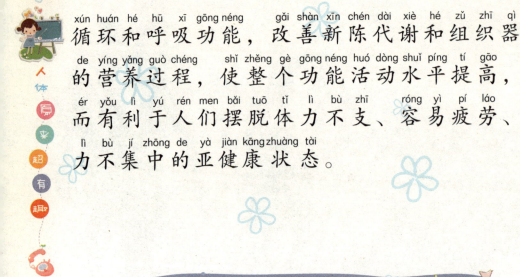

xún huán hé hū xī gōng néng gǎi shàn xīn chén dài xiè hé zǔ zhī qì guān
循环和呼吸功能，改善新陈代谢和组织器官

de yíng yǎng guò chéng shǐ zhěng gè gōng néng huó dòng shuǐ píng tí gāo cóng
的营养过程，使整个功能活动水平提高，从

ér yǒu lì yú rén men bǎi tuō tǐ lì bù zhī róng yì pí láo jīng
而有利于人们摆脱体力不支、容易疲劳、精

lì bù jí zhōng de yà jiàn kāng zhuàng tài
力不集中的亚健康状态。

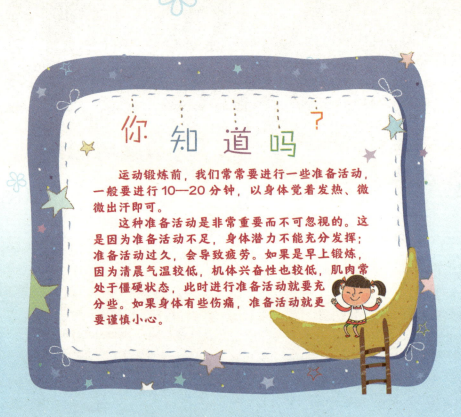

你知道吗？

　　运动锻炼前，我们常常要进行一些准备活动，一般要进行10—20分钟，以身体觉着发热、微微出汗即可。

　　这种准备活动是非常重要而不可忽视的。这是因为准备活动不足，身体潜力不能充分发挥；准备活动过久，会导致疲劳。如果是早上锻炼，因为清晨气温较低，机体兴奋性也较低，肌肉常处于僵硬状态，此时进行准备活动就要充分些。如果身体有些伤痛，准备活动就更要谨慎小心。

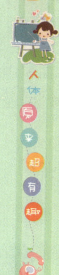

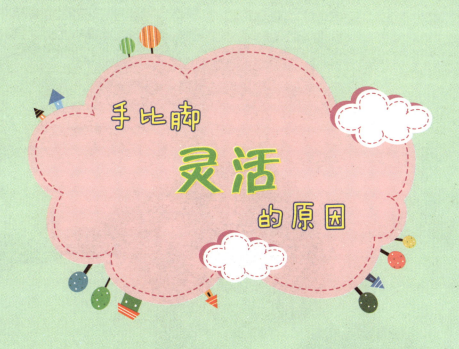

手比脚 **灵活** 的原因

我们每个人都有一双灵活的手，它是我们万能的工具，几乎时时刻刻都要用到它。写字要用手，吃饭要用手，一切的精细活动都离不开手。相比之下，脚就笨拙得多，这是什么原因呢？回想我们的祖先——类人猿还是用四肢走路时，他们的手和脚是一样的不灵活。在逐渐的进化过程中，手和脚的分

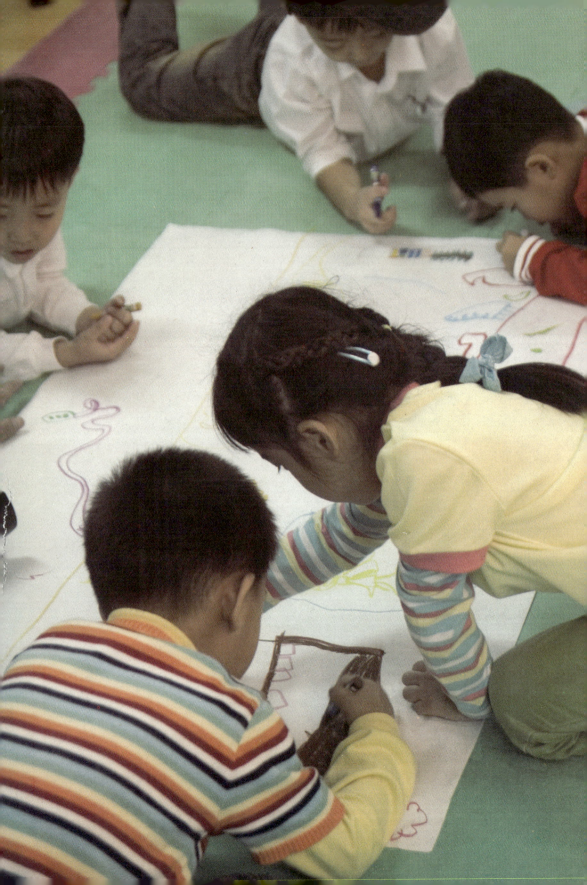

工开始出现了差异，因而他们向不同的方向分化。手由于经常从事劳动，在精细运动的锻炼下越用越灵。长期以来，手上的肌肉就比较细小灵活，而且分工较为细致。此时，脚由于忙于支撑身体，而无暇顾及一些细小的运动，因而仍旧笨拙。从这个意义上讲：手进步了，而脚停步不前，脚便落后于手。现在试一下，你的拇指可以很自然地摸到任何一个手指，这被称为对掌运动。这种运动就是手拿东西的基础，因而，拿东西对手来说，最简单不过，而对于

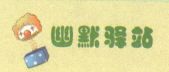

幽默驿站

手和脚在对话。

脚对手说："事实上，我们主人喜欢你多过喜欢我。"

手不解地问："凭什么这样说？"

脚："不是吗，人人都希望自己有手气，而讨厌有脚气。"

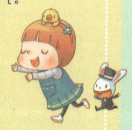

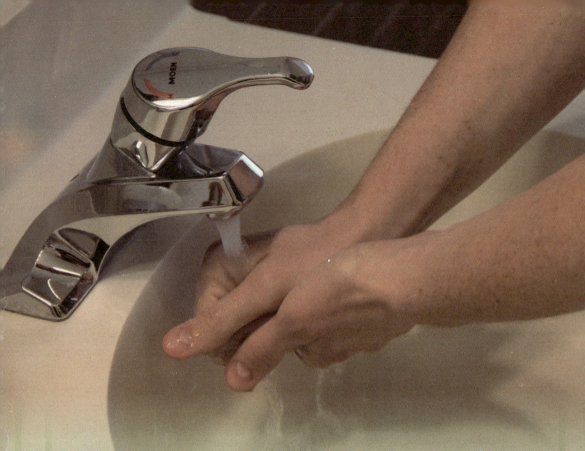

脚，却很难。我们身体的一切活动，都在大脑的直接或间接控制下完成的，手与脚也遵守着这样的规则。大脑中的布局很规范，每个器官在大脑中都占有一席之地。对于手和脚也不例外，它们都各有一块属于自己的地盘。而大脑理所当然地偏爱勤劳的孩子。由于手总是在进行着各种各样的运动而很少偷闲，因而大脑所分给它的"地盘"就相对于

脚要大得多，正因为这样，大脑才有更多的精力来"照顾"手，对它提出的"要求"总是立刻"满足"。这也是手比脚灵活的另一原因。

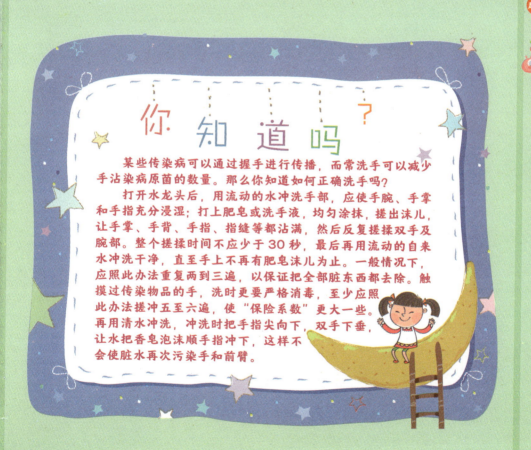

你 知 道 吗？

　　某些传染病可以通过握手进行传播，而常洗手可以减少手沾染病原菌的数量。那么你知道如何正确洗手吗？
　　打开水龙头后，用流动的水冲洗手部，应使手腕、手掌和手指充分浸湿；打上肥皂或洗手液，均匀涂抹，搓出沫儿，让手掌、手背、手指、指缝等都沾满，然后反复搓揉双手及腕部。整个搓揉时间不应少于30秒，最后再用流动的自来水冲洗干净，直至手上不再有肥皂沫儿为止。一般情况下，应照此办法重复两到三遍，以保证把全部脏东西都去除。触摸过传染物品的手，洗时更要严格消毒，至少应照此办法搓冲五至六遍，使"保险系数"更大一些。再用清水冲洗，冲洗时把手指尖向下，双手下垂，让水把香皂泡沫顺手指冲下，这样不会使脏水再次污染手和前臂。

g'ma LS